# 图解五谷杂粮

## 营养速查全书

于雅婷　高海波　编著

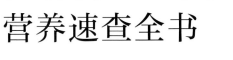

江苏凤凰科学技术出版社·南京

图书在版编目(CIP)数据

图解五谷杂粮营养速查全书 / 于雅婷，高海波编著
. —南京：江苏凤凰科学技术出版社，2023.6
ISBN 978-7-5713-3479-6

Ⅰ.①图… Ⅱ.①于… ②高… Ⅲ.①杂粮－食品营
养－图解 Ⅳ.① R151.3-64

中国国家版本馆 CIP 数据核字（2023）第 045158 号

## 图解五谷杂粮营养速查全书

| | | |
|---|---|---|
| 编　　　著 | 于雅婷　高海波 | |
| 责 任 编 辑 | 汤景清 | |
| 责 任 校 对 | 仲　敏 | |
| 责 任 监 制 | 方　晨 | |

| | | |
|---|---|---|
| 出 版 发 行 | 江苏凤凰科学技术出版社 | |
| 出版社地址 | 南京市湖南路 1 号 A 楼，邮编：210009 | |
| 出版社网址 | http://www.pspress.cn | |
| 印　　　刷 | 天津丰富彩艺印刷有限公司 | |

| | | |
|---|---|---|
| 开　　　本 | 718 mm × 1 000 mm　1/16 | |
| 印　　　张 | 12 | |
| 插　　　页 | 1 | |
| 字　　　数 | 296 000 | |
| 版　　　次 | 2023 年 6 月第 1 版 | |
| 印　　　次 | 2023 年 6 月第 1 次印刷 | |

| | | |
|---|---|---|
| 标 准 书 号 | ISBN 978-7-5713-3479-6 | |
| 定　　　价 | 48.00 元 | |

图书如有印装质量问题，可随时向我社印务部调换。

# 前言

　　一个聪明的养生者，应该懂得如何搭配食物、均衡营养。《黄帝内经·素问》中提出"五谷为养，五果为助，五畜为益，五菜为充，气味合而服之，以补精益气"的饮食调养原则，同时也说明了五谷杂粮在饮食中的主导地位。营养学认为，最好的饮食其实是平衡膳食。平衡膳食的第一原则就是食物要尽量多样化。只吃精米、白面是不符合平衡膳食原则的，所以在日常饮食中还需要适量摄入一些杂粮。

　　五谷杂粮是营养宝库，作为人们日常膳食不可缺少的一部分，肩负着营养补给与健康食疗两大作用，对人类健康生活的影响极大。它们不单单是餐桌上的主食，更是人们的味蕾天堂。本书汇集众多五谷杂粮的烹调方法，带给读者安全、营养、保健的食谱，使读者吃得安全，吃得营养，吃得健康！

　　谷物包括大米、小麦、玉米、小米、荞麦、燕麦、薏仁米、黍米、高粱等，这些谷物经过加工做成主食，提供了人体所需的50%～80%的热量、40%～70%的蛋白质、60%以上的B族维生素。

　　豆类包括大豆、蚕豆、绿豆、豌豆、赤豆等，它们富含蛋白质、碳水化合物等，通过加工制成豆制品，或者做成美味菜肴，其营养成分可以被人体充分吸收。

　　薯类则包含红薯、马铃薯、山药、芋头等，它们富含碳水化合物，经常被加工成各种美食，供人们日常食用。

　　坚果、干果，如松子、栗子、杏仁、开心果等，它们富含油脂、蛋白质、矿物质、维生素，这些营养成分能促进人体生长发育、增强体质。

　　本书由高级药膳食疗师和知名健康管理师共同撰写，按照现代营养学的观点，分为四大章节。首先，从五谷杂粮的养生之道谈起；然后，对谷物、豆、薯、干果进行分类整合，以五谷养生知识为出发点，详细解读了五谷杂粮的食疗价值，为每一个爱健康、爱生活的人提供了全面而系统的五谷养生秘诀；最后，本书最具特色的是在食材的后面增加了美食的制作步骤，让您在阅读本书的同时，全面提升厨艺。

本书以新颖的图解形式带给读者良好的阅读体验。读完本书，读者可以获得全新的营养理念。我们相信，本书将会成为您居家生活的好帮手，为您和家人的健康保驾护航。

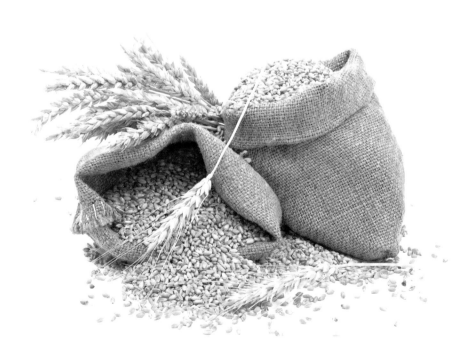

# 目录

## 第一章　五谷杂粮知多少

五谷杂粮的四性五味⋯⋯⋯⋯⋯2

五谷杂粮的五色养生⋯⋯⋯⋯⋯4

五谷杂粮的四季养生⋯⋯⋯⋯⋯6

五谷杂粮对不同年龄段人群的功效⋯⋯⋯7

五谷杂粮对不同体质人群的功效⋯⋯⋯8

中国居民膳食宝塔⋯⋯⋯⋯⋯10

中国居民膳食指南⋯⋯⋯⋯⋯11

五谷杂粮的营养⋯⋯⋯⋯⋯12

五谷杂粮的养颜功效⋯⋯⋯⋯13

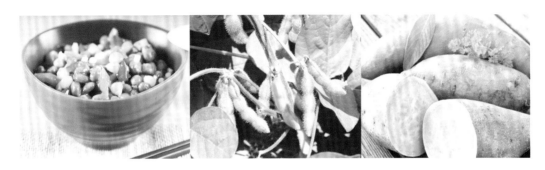

## 第二章　谷物类

小麦　养心益肾, 除热止渴⋯⋯⋯⋯16

大麦　宽肠利水, 和胃健脾⋯⋯⋯⋯19

荞麦　健脾消积, 下气宽肠, 解毒敛疮⋯⋯22

燕麦　健胃, 润肠, 通便, 催产⋯⋯⋯25

粳米　补气健脾, 除烦渴, 止泻痢⋯⋯29

籼米　温中益气, 养胃和脾, 除湿止泄⋯⋯32

小米　和中益肾, 除热, 解毒⋯⋯⋯34

高粱　健脾止泻, 化痰安神⋯⋯⋯38

薏米　利水渗湿, 健脾止泻, 除痹, 排脓, 解毒散结⋯⋯⋯41

糯米　补中益气, 健脾止泻⋯⋯⋯44

玉米　利尿消肿, 调中开胃⋯⋯⋯47

紫米　滋阴补肾, 补气健脾⋯⋯⋯50

糙米　补中益气, 调和五脏⋯⋯⋯53

黑米　滋阴补肾, 活血明目⋯⋯⋯56

黍米　益气补中, 除烦止渴⋯⋯⋯59

青稞　补中益气⋯⋯⋯⋯⋯62

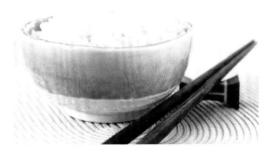

## 第三章 豆类、薯类

### 豆 类

黄豆　健脾利水，宽中导滞，解毒消肿 ······· 68

赤豆　利水消肿，解毒排脓 ······················· 72

黑豆　活血利水，祛风解毒，健脾益肾 ········ 75

豇豆　健脾利湿，补肾涩精 ······················· 78

扁豆　健脾益气，化湿消暑 ······················· 81

绿豆　清热解毒，消暑利水 ······················· 84

蚕豆　健脾利湿 ·········································· 87

刀豆　温中，下气，止呃 ··························· 90

豌豆　和中下气，通乳利水，解疮毒 ············ 93

花豆　滋阴壮阳，强身健体 ······················· 96

芸豆　益肾固元，润肤瘦身 ······················· 99

青豆　健脾宽中，利水消肿 ····················· 102

红腰豆　补血养颜，增强免疫 ··················· 105

纳豆　养胃和血，延年益寿 ······················ 107

### 薯 类

红薯　补中和血，益气生津，宽肠胃，通便秘

················································· 110

马铃薯　和胃健中，解毒消肿 ··················· 113

芋头　健脾补虚，散结解毒 ······················ 116

山药　补脾养胃，生津益肺，补肾涩精 ········ 119

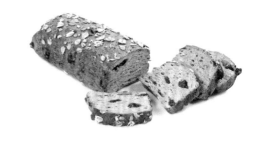

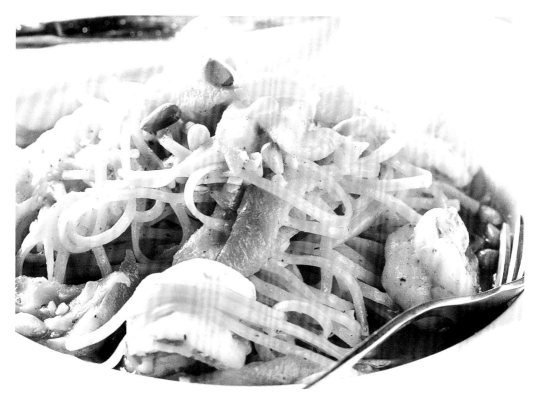

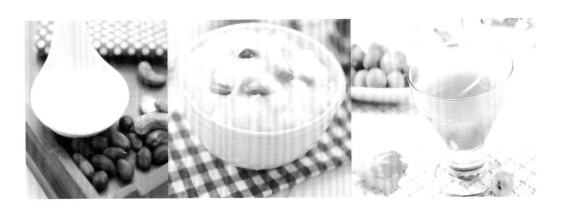

# 第四章　干果类

核桃仁　补肾，温肺，润肠 ……………124

鲍鱼果　补中益气，健脑养血 …………127

腰果　补肾健脾，润肠通便 ……………128

杏仁　止咳，润肠通便 …………………131

开心果　温肾，暖脾 ……………………134

榛子　调中，开胃，明目 ………………138

松子　润肺，滑肠 ………………………141

栗子　强筋补肾，益气健脾 ……………144

葵花子　透疹止痢，通气透脓 …………147

南瓜子　驱虫 ……………………………150

西瓜子　清肺润肠，和中止渴 …………153

花生　健脾养胃，润肺化痰 ……………155

莲子　补脾止泻，止带，益肾涩精，养心安神

………………………………………158

红枣　补中益气，养血安神………………161

黑枣　滋补肝肾，润燥生津 ……………164

白果　敛肺定喘，止带缩尿 ……………166

榧子　杀虫消积，润肺止咳，润燥通便……169

夏威夷果　补虚强壮，健脑益智…………170

芡实　益肾固精，补脾止泻，除湿止带……171

芝麻　补精髓，润五脏，通经络，滑肌肤…175

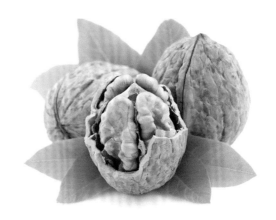

# 附录　五谷杂粮速查速览

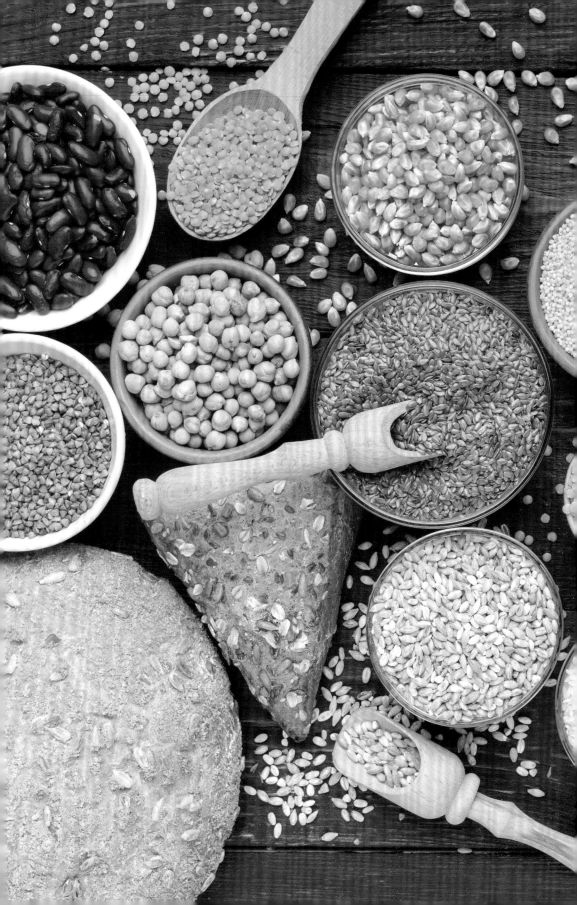

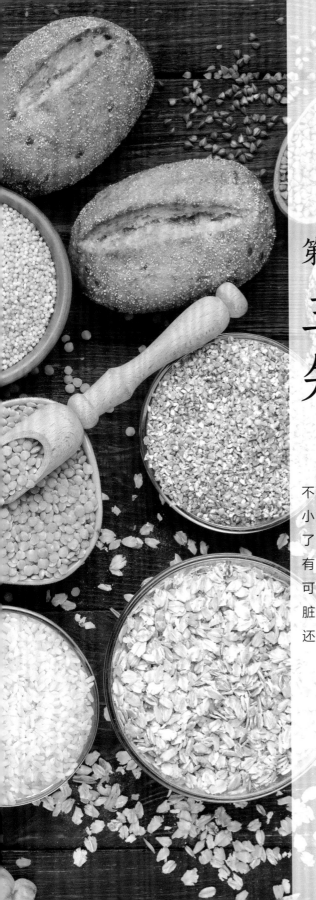

# 第一章

# 五谷杂粮
# 知多少

　　饮食保健中，五谷杂粮的养生功效不可小觑。五谷通常包含大豆、高粱、小米、小麦、大米。杂粮的范围就更广了，泛指其他粮食作物。五谷杂粮中含有人体所需的营养物质，也是饮食中不可缺少的一部分。古时就有"一谷补一脏"的说法。因此五谷不单单是主食，还是养生的绝佳食材。

# 五谷杂粮的四性五味

## 中医的"四性""五味"

我国古代就有"药食同源"之说，许多食材同时又是药物，它们之间并无绝对的分界线。中医也常将中药的"四性五味"理论运用到食物之中，认为每种食物都具有"四性""五味"。

### 四性

又称"四气"，即温、热、寒、凉四种性质。

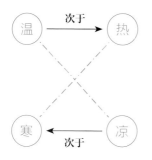

可以温中、散寒、助阳、补火

可以清热、解毒、凉血、滋阴

### 五味

即辛、咸、酸、苦、甘五种滋味。

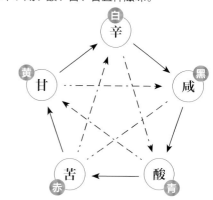

## 五谷杂粮的四性

饮食养生首先要讲"性"。凉性或寒性食物适用于发热、烦躁等症。温性或热性食物适用于手脚冰凉、面色苍白等症。除四性外，还有寒热界限不明显、作用较缓和的食物，称为"平性"食物，平性食物适用于各种体质的人群。

### 四性一览表

| 四性 | 功效 |
|------|------|
| 温性 | 温性食物通常含有的营养成分较多 |
| 热性 | 热性食物和寒性食物相对。热性食物有温里散寒、补火助阳等作用，适合寒性体质的人食用 |
| 寒性 | 寒性食物有清热泻火、凉血解毒等功效 |
| 凉性 | 凉性食物可起到减轻阳热证的作用。因此适合易上火、易口渴的患者食用 |

# 五谷杂粮的五味

中医认为，食物的五种味道与其功效之间有着密切的联系。酸味能收敛固涩；苦味能清泄火热，通泄大便，燥湿坚阴等；甘味能补益和中，缓急止痛；辛味能发散，行气血；咸味能软坚散结。且谷物的五味对应着人体的五脏，即肝、心、脾、肺、肾，都会对五脏起到不同的作用。

## 五味与脏器的关系

中医认为，不同味道的食物有着不同的功效，同时它们分别作用于人体不同的脏腑。酸入肝，有增强消化功能的作用。苦入心，具有降心火的作用。甘入脾，可以补养气血。辛入肺，有发汗、理气之功效。咸入肾，具有软坚散结的功效。

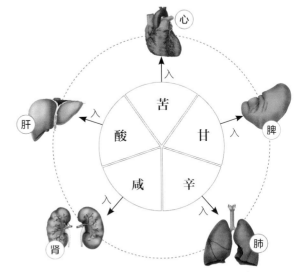

## 五味一览表

| 五味 | 功效 | 对应器官 | 代表食物 |
|---|---|---|---|
| 酸味 | 酸味食物有生津养阴、收敛止汗、开胃助消化的功效，适宜胃酸不足、皮肤干燥的人食用。不宜食用过多，否则易伤及脾胃 | 肝 | 酸枣 |
| 苦味 | 苦味食物有清热、降火、解毒、除烦的功效。不能过多食用，否则容易引起消化不良 | 心 | 苦瓜 |
| 甘味 | 甘味食物具有滋养、补虚、止痛的功效，可滋养补虚，但糖尿病患者要少食或不食。过多食用甘味食物易导致发胖 | 脾 | 红枣 |
| 辛味 | 辛味食物有行气活血、发散等功效。过多食用会损耗元气，伤及津液 | 肺 | 姜 |
| 咸味 | 咸味食物有润肠通便、消肿散结的功效。过多食用则会伤肾 | 肾 | 海带 |

# 五谷杂粮的五色养生

在中医的五行学说中，自然界的五色也对应着人体的五脏。五色主要指红、黄、绿、白、黑五种颜色，即红色养心、黄色养脾、绿色养肝、白色养肺、黑色养肾。

五谷的颜色有很多种，以红、黄、绿、白、黑为主。

## 红色谷物

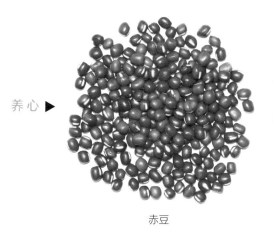

养心 ▶

赤豆

五行学说中，红色五行属火，对应着五脏中的心，意味着红色谷物多可补益心脏，具有增强心脏功能、益气、补血、活血的作用。

红色食物能给人以醒目、兴奋的感觉，可以增强食欲、减轻疲劳。

**红色谷物** 赤豆、红米、红枣等。

## 黄色谷物

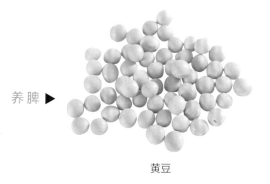

养脾 ▶

黄豆

五行学说中，黄色五行属土，对应着五脏中的脾，大多数黄色谷物具有健脾的功效。

黄色食物主要作用于脾，可增强脾胃的运化能力，适宜中老年人食用。

**黄色谷物** 玉米、黄豆、小米等。

# 绿色谷物

绿色入肝，有疏肝、强肝的功效。

　　绿色食物是人类食物的重要来源，其中含大量人体必需的维生素、矿物质及膳食纤维，被誉为"生命元素大本营"，还可以疏肝解郁。

养肝 ▶

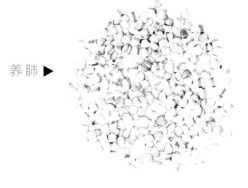

绿豆

**绿色谷物**　绿豆、毛豆、豇豆等。

# 白色谷物

白色五行属金，入肺，能够益气行气。

　　白色食物多具有润肺的功效。常吃能止咳化痰，并调节汗液代谢等。

养肺 ▶

蕙米

**白色谷物**　大米、蕙米、糯米等。

# 黑色谷物

黑色谷物是指颜色呈黑色、紫色、深褐色的可食用的天然谷物。五行中黑色主水、入肾，因此，经常食用黑色谷物可以补肾。

　　黑色食物具有补肾、养血、润肤的功效，起到乌发、益肾补精的作用。

养肾 ▶

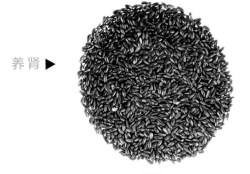

黑米

**黑色谷物**　黑豆、黑芝麻、黑米等。

# 五谷杂粮的四季养生

## 冬

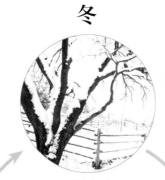

● 阴气极盛

▶ 寒冷的冬季，植物的新陈代谢速度较慢，养分多储存在根部及茎部。人体新陈代谢速度也相对较慢，阳气与养分积蓄在体内。冬季是养生储存能量的最佳季节。注重保暖，促进血液循环，储备元气，是冬季食物养生的基础。

桂圆、黑豆、红枣

杏仁、枸杞子、燕麦

## 春

● 阳气渐盛

北
西 ←→ 东
南

▲ 万物复苏的春季，在五行中对应肝脏，因此春天是养肝的好时节。肝脏可以调节情志，反之，春季多散心，保持心情舒畅，也可以调养肝脏。

## 秋

● 阴气渐盛

百合、蜂蜜、玉米

▲ 空气干燥、植物开始枯萎的秋季，人体缺乏滋润，易引发干咳、哮喘、皮肤干燥等问题。因此多食用具有滋阴润燥、润肺止咳功能的食物较好。

● 阳气极盛

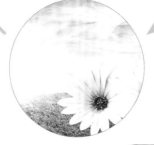

## 夏

◀ 夏季多闷热，体内易积聚暑湿。身体发懒无力、无精打采、无食欲等，是夏季常见的症状。选择具有清热、祛暑、化湿作用的食物是夏季养生的基础。

绿豆、薏米、莲子

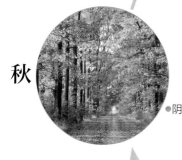

# 五谷杂粮对不同年龄段人群的功效

| 年龄段 | 谷物功效 | 推荐杂粮 |
|---|---|---|
| 青少年<br>12~18岁 | 黄豆富含人体必需的氨基酸,如将黄豆和其他粮食混食,营养价值将会成倍提升。坚果类食物多含不饱和脂肪酸、磷脂等对大脑和身体发育有益的成分。青少年每天吃 30~50 克坚果类食物,对生长发育具有良好的促进作用 | 黄豆、黑豆、核桃、芝麻、瓜子等 |
| 青年<br>19~35岁 | 膳食要以谷类为主,避免食用高热量、高脂肪、低碳水化合物类食物。一般青年人每天摄入 250~400 克谷物为宜,还要注意粗细搭配。经常食用杂粮和全谷类食物,每天最好食用 50~100 克杂粮。稻米、小麦不要研磨得太精,否则会导致谷类表层的营养流失 | 大米、小麦、高粱、绿豆、红枣、桂圆等 |
| 壮年<br>36~44岁 | 杂粮类、干果类、豆类食物对身体大有益处,且五谷杂粮中的膳食纤维可以促进胃肠的蠕动和消化,进而促进人体对食物的吸收。干果类食物中含有丰富的 B 族维生素,有助于肌肤保持最佳的状态 | 荞麦、小米、玉米、腰果、芝麻、榛子等 |
| 中年<br>45~59岁 | 豆类和干果类食物含有丰富的钾元素,且黄豆富含大豆异黄酮,生理功能类似雌激素。处于更年期的女性可以适当食用黄豆制品 | 糙米、黄豆、豌豆、芋头、核桃、松子等 |
| 老年<br>60岁以上 | 五谷杂粮中具有抗氧化功能的食物有利于延缓衰老。另外,植物油如玉米油、葵花子油、大豆油中含有丰富的不饱和脂肪酸,对预防阿尔茨海默病和其他脑部疾病具有良好的功效 | 玉米、核桃、山药、红薯、芝麻、大豆等 |

# 五谷杂粮对不同体质人群的功效

| 体质类型 | 体质特征 |
|---|---|
| 气虚型 | 此种体质的人易有精力不足、免疫力低下的症状，应避免过度劳累。"气为血之帅"，气虚，则机体化生血的功能也会变弱，故可引起血虚，进而出现精力不足、疲劳、倦怠、四肢不温、免疫力下降、易感冒、多汗、少气懒言等症状 |
| 血虚型 | 此种体质多由脾胃虚弱、失血过多、久病不愈慢性消耗等导致。血虚者常见的表现有面色不华、气色差、嘴唇和指甲淡白、头晕、贫血、失眠、心悸等。改善方法应以补血为主 |
| 阴虚型 | 此种体质多见虚热表现，这是由于阴虚不能制约阳气，使得阳气相对亢盛，最终出现虚性亢奋。阴虚者常见表现有心烦意乱、燥热、消瘦、易口渴、口干、盗汗等 |
| 气滞型 | 气行则血行，气滞则血瘀。此种体质的人群不仅气机瘀滞，且多有血瘀。常见的症状有胸闷、身体无故出现淤青、两侧胁肋痛等，还可能出现水肿、痰多等表现 |
| 血瘀型 | 此种体质的人血液运行不畅，因此营养无法到达皮肤、关节、四肢末端，身体易堆积废物。血瘀者的特征为脸色或唇色发暗，易生雀斑、色斑，还易发生肩膀发酸、关节痛、头痛等疾病 |
| 痰湿型 | 此种体质的人易水肿，身体多虚胖。痰湿指新陈代谢不佳，津液在体内得不到正常的输布，蓄积导致水湿内生，出现痰饮的病理状态。当积于体内的痰湿无法排出体外时，则易出现痰多、白带增多、便溏、腹泻等症状，常感身体发重、恶心、头晕等 |

| 体质类型 | 专家膳食建议 | 谷物食疗养生 | |
|---|---|---|---|
| 气虚型 | 为减轻胃肠负担，气虚体质的人不宜多食油腻、甜腻、刺激性强的食物，且进食时要细嚼慢咽。此外，阳气虚者应避免食用生冷食物，日常以温热性食物为主，从而驱寒暖体。蔬菜不可生吃，基本上所有食材都应尽量加热 | 赤豆 <br> 大米 | 莲子 <br> 红薯 |
| 血虚型 | 血虚体质的人一定要改掉不吃早餐、熬夜等不良生活习惯，停止不恰当的减肥。另外，日常饮食中，血虚体质的人要改掉挑食的毛病，应均衡摄取各种食物的营养 | 黑芝麻 <br> 枸杞子 | 黑豆 <br> 红枣 |
| 阴虚型 | 长期吸烟喝酒，身体易燥热，会加重阴虚症状。因此，要严格控制烟酒。此外，阴虚体质者应避免熬夜，尽量在午夜12点前就寝。此外，适度运动虽然必要，但切勿出汗过多，运动后应及时补充水分。日常饮食中，少吃辛辣及热性食物 | 糯米 <br> 蜂蜜 | 芝麻 <br> 百合 |
| 气滞型 | 肝脏可以调节全身气机，酗酒会伤肝，因此要尽量避免。带酸味的食物多具有理气的作用，气滞体质的人群应该多吃这些食物 | 核桃 <br> 扁豆 | 黑米 <br> 芡实 |
| 血瘀型 | 日常饮食中，血瘀体质的人要多食用温热性食材，以促进血液运行。要少吃寒凉的食物，且注意身体不要受寒，否则会加重体质偏向 | 栗子 <br> 荞麦 | 小麦 <br> 玉米 |
| 痰湿型 | 若要改善痰湿体质，一定要调整好饮食结构，少吃甜食、油腻的食物，多吃些健脾胃的谷物。另外，注意不要摄取过多的水分 | 绿豆 <br> 薏米 | 小米 <br> 山药 |

# 中国居民膳食宝塔

　　膳食宝塔是将营养素的科学术语和数字，转换为食物种类、结构和重量，直观地告诉居民每日应摄入的食物种类及合理数量。

　　膳食宝塔共分五层，包含我们每天应吃的主要食物种类。膳食宝塔各层位置和面积不同，这反映出各类食物在膳食中的地位和应占的比重。

**烹调油和食盐**

　　每天食用烹调油25~30毫升，食盐不超过6克。膳食宝塔没有建议糖的摄入量，但也应该适当控制。

**畜禽肉、水产品和蛋类**

　　每天应吃畜禽肉40~75克，水产品40~75克，蛋类40~50克。这类食物主要提供动物性蛋白质和一些重要的矿物质和维生素。其中鱼、虾及其他水产品含脂肪较少，有条件可以稍微多吃一些。

**奶及奶制品、豆类和坚果**

　　每天应吃奶及奶制品300克，豆类及坚果30~50克。

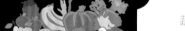

**蔬菜、水果类**

　　每天应吃蔬菜300~ 500克、水果200~400克。蔬菜和水果经常放在一起，因为它们有许多共性。但蔬菜和水果终究是两类食物，各有优势，不能完全相互替代。

*身体活动6000步*

**谷薯类及杂豆**

　　每天应吃250~400克谷薯类及杂豆；谷类是指面粉、大米、玉米粉、高粱等的总和。它们是膳食中能量的主要来源，多种谷类掺着吃比单吃一种好。以面粉或大米为主食时，更应当搭配一些粗粮或豆类。

## 膳食宝塔图的要求以及启示

　　2016版膳食宝塔图增加了水和身体活动的要求，强调足量饮水和增加身体活动的重要性。建议在温和气候条件下生活的轻体力劳动的成年人每日至少饮水1 500毫升（约6杯）。在高温或强体力劳动的条件下，应适当增加。饮水不足或过多都会对人体健康带来危害，饮水应少量多次，要主动饮水，不要感到口渴时再喝。

　　另外，我国大多数成年人身体活动不足或缺乏体育锻炼，应改变久坐少动的不良生活方式，养成天天运动的好习惯，坚持每天多做一些消耗体力的活动。建议成年人每天累计进行相当于步行6 000步以上的身体活动，如果身体条件允许，最好进行30分钟左右中等强度的运动。

# 中国居民膳食指南

　　随着人们生活水平的不断提升，我国居民的营养状况得到了极大改善，主要表现在居民膳食能量和宏量营养素（糖类、脂类、蛋白质）的摄入均较充足，优质蛋白的摄入也不断增加，使居民的平均身高持续增长，农村儿童的生长迟缓率显著降低。但同时我们还应该清楚地认识到，各种营养不良问题（营养不足、微量营养素缺乏、超重和肥胖症）、膳食结构不合理、饮酒甚至酗酒、食物过于精细化导致的浪费现象依然普遍存在，故推荐以下几种解决方法，以供参考。

| | |
|---|---|
| 推荐一<br>食物种类多样，谷类为主 | 1. 每天的膳食应包括谷薯类、蔬菜、水果类、畜禽、鱼、蛋、奶类、大豆、坚果类等食物<br>2. 平均每天摄入12种以上食物，每周25种以上<br>3. 每天摄入谷薯类食物250~400克，其中全谷物和杂豆类各50~150克，薯类50~100克<br>4. 食物种类多样、谷类为主是平衡膳食模式的重要特征 |
| 推荐二<br>吃、动平衡，保持健康体重 | 1. 各个年龄段人群都应坚持每天运动，保持健康体重<br>2. 食不过量，控制总能量摄入，保持能量平衡<br>3. 坚持日常身体活动，每周至少进行5天中等强度的身体活动，累计150分钟以上；身体活动最好每天6 000步以上<br>4. 减少久坐时间，每小时起来动一动 |
| 推荐三<br>多吃蔬果、奶类、大豆 | 1. 蔬菜、水果是平衡膳食的重要组成部分，奶类富含钙，黄豆富含优质蛋白质<br>2. 餐餐有蔬菜，保证每天摄入300~500克蔬菜，深色蔬菜应占总摄入饮食的1/2<br>3. 天天吃水果，保证每天摄入200~400克新鲜水果，果汁不能代替新鲜水果<br>4. 吃各种各样的奶制品，相当于每天摄入液态奶300毫升<br>5. 经常食用豆制品，适量吃一些坚果 |
| 推荐四<br>适量吃鱼、禽、蛋、瘦肉 | 1. 鱼、禽、蛋和瘦肉的摄入要适量<br>2. 每周吃鱼280~525克，畜禽肉280~525克、蛋类280~350克，平均每天摄入总量120~200克<br>3. 饮食优先选择鱼和禽类<br>4. 吃鸡蛋不弃蛋黄<br>5. 尽量少吃肥肉、烟熏和腌制肉制品 |
| 推荐五<br>少盐、少油，控糖限酒 | 1. 培养清淡饮食习惯，少吃高盐和油炸食品。成人每天食盐不超过6克，每天食用烹调油控制在25~30毫升<br>2. 控制添加糖的摄入量，每天摄入不超过50克，最好控制在25克以下<br>3. 每日反式脂肪酸摄入量不超过2克<br>4. 足量饮水，成年人每天喝7~8杯（1 500~1 700毫升）水，提倡饮用白开水；不喝或少喝含糖饮料<br>5. 儿童少年、孕妇、乳母不应饮酒。成人如饮酒，男性一天的酒精摄入量不应超过25毫升，女性不应超过15毫升 |
| 推荐六<br>杜绝浪费，兴新食尚 | 1. 珍惜食物，按需备餐，提倡分餐不浪费<br>2. 选择新鲜卫生的食物和适宜的烹调方式<br>3. 食物制备生熟分开，熟食二次加热要热透<br>4. 学会阅读食品标签，合理选择食品<br>5. 多回家吃饭，享受食物和亲情<br>6. 传承优秀传统文化，兴饮食文明新风 |

# 五谷杂粮的营养

《黄帝内经》提出"五谷为养，五果为助，五畜为益，五菜为充，气味合而服之，以补精益气"的饮食调养原则，说明了五谷杂粮在饮食中的主导地位。

## 维生素A

富含维生素A的五谷有红腰豆、红薯等。

红腰豆

维生素A具有增强免疫力；促进皮肤细胞再生；保持皮肤弹性，减少皱纹；促进生长、繁殖；阻止癌细胞前期病变的作用。

## 钾

富含钾的五谷有黑米、腰果、葵花子、莲子等。

腰果

钾有降低血压、促进身体新陈代谢的作用，能够提高血液输送氧气的能力，维持心肌功能，同时参与糖、蛋白质和能量的代谢，并能协助肌肉正常收缩。

## 维生素C

富含维生素C的五谷有杏仁、栗子、红枣、黑枣等。

栗子

维生素C有增强身体抵抗力、预防感冒、消除疲劳、降低血液中胆固醇的含量、预防血栓形成的作用，可维持巯基酶的活性，并缓解重金属的毒害作用。

## 核黄素

富含核黄素的五谷有葵花子、白果、南瓜子等。

葵花子

核黄素可帮助消除口腔内唇、舌的炎症，增强视力，减轻眼睛的疲劳，促进发育和细胞的再生，促使皮肤、指甲、毛发的正常生长，并影响人体对铁的吸收。

## 蛋白质

富含蛋白质的五谷有荞麦、大米、小米、高粱等。

高粱

蛋白质是人体所需的重要营养成分，能为人体的生命活动提供能量，是机体细胞、组织的重要成分。

## 硫胺素

富含硫胺素的五谷有小麦、青稞、开心果、榛子、葵花子等。

小麦

硫胺素可改善精神状况，维持神经组织、肌肉、心脏的正常活动，还能辅助治疗带状疱疹。

# 五谷杂粮的养颜功效

很多时候，生活中越是看似普通的事物，越是暗藏玄机。我们日常食用的五谷杂粮就具备这种特征。大多数人只知道其种类繁多，营养丰富，忽略了它美容养颜的功效。目前已有很多美容化妆品牌针对五谷杂粮这一特性，开发了不少美容佳品。但其实只要正确地利用谷物的不同特性及功效，合理地搭配膳食，就可以替代那些昂贵的保养品。我们来看一下这些普通的五谷杂粮里蕴藏的美肤"密码"，从现在起做一个"五谷美人"吧！

| 五谷杂粮 | 养颜小提示 | 功效 | 适宜人群 |
|---|---|---|---|
| 黄豆 | 含黄豆的食物，如豆浆、豆腐等，具有保持皮肤弹性的功能 | 宽中导滞，健脾利水，解毒消肿 | 适宜中年、更年期妇女食用 |
| 籼米 | 将淘米水的沉淀物涂抹在脸上，轻轻揉搓，有去死皮的功能 | 温中益气，养胃和脾，除湿止泻 | 一般人群均可食用 |
| 薏米 | 将薏米与牛奶制成面膜使用，具有美白滋润的功能 | 利水渗湿，健脾止泻，除痹，排脓，解毒散结 | 一般人群均可食用，孕妇慎用 |
| 绿豆 | 含绿豆的食物，如绿豆粉、绿豆汤等，有排毒养颜的功能 | 清热解毒，消暑，利水 | 一般人群均可食用 |
| 小米 | 含小米的食物，如小米粥，有产后滋阴养血的功能 | 和中益肾，除热，解毒 | 一般人群均可食用，尤其适宜产妇 |
| 莲子 | 含有莲子的食物，如莲子汤等，具有健脾、美白的功能 | 补脾止泻，止带，益肾涩精，养心安神 | 产妇、经期妇女食用更佳 |

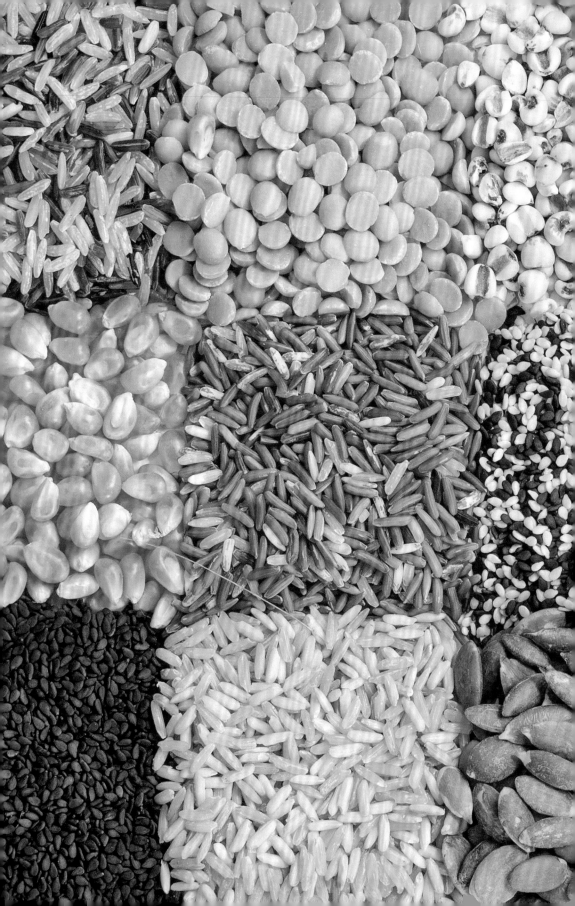

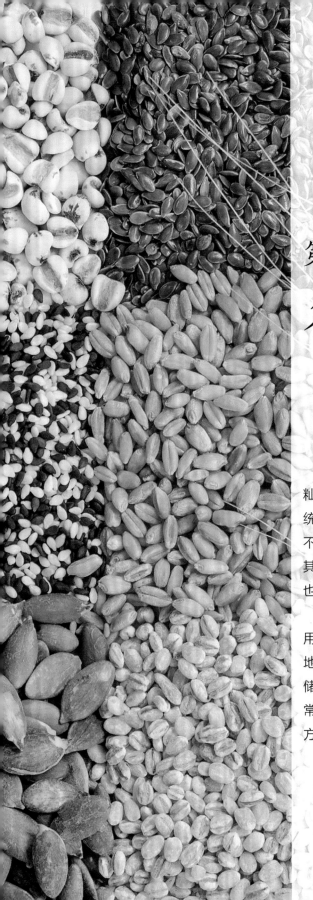

# 第二章

# 谷物类

谷物的涵盖范围较广，包括粳米、籼米、小麦、小米等，作为中国人的传统主食，几千年来一直是老百姓餐桌上不可或缺的食物。由于不同种类的谷物，其结构和成分也不相同，因此营养价值也有较大差异。

本章主要选取在中国广泛栽培和食用的谷物，并详尽介绍了这些谷物的产地分布、实用偏方、经典摘要、膳食搭配，储存、挑选、烹调及清洗的技巧等生活常识，以及传统美食和新式美食的烹饪方法。

# 小麦

**养心益肾，除热止渴**

小麦的原产地在波斯(现在的伊朗)，早在公元前人类就开始种植小麦，小麦是人类最早栽培的农作物。虽然亚洲不少地区的主食是米饭，但是世界上许多地方都以面包为主食，而且小麦可直接做成酱油、味噌等调味品。小麦主要用于制成面粉，而面粉则是制作面包、面条、蛋糕等食物的主要原材料。

别名：**麦子**
性味：**性凉，味甘**
原产地：**中东地区**
收获期：**5~6月，8~9月**

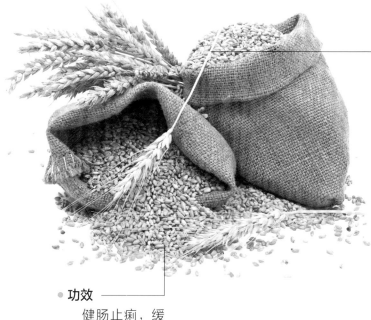

● **小麦秆**

性寒，味辛；常烧成灰加在祛疣痣、蚀恶肉的药膏中使用。

● **功效**

健肠止痢，缓解便秘。

● **小麦根**

性寒，味辛，无毒；消酒毒暴热、酒疸目黄。

《**本草纲目**》："陈者煎汤饮，止虚汗；烧存性，油调涂诸疮，汤火灼伤。小麦面敷痈肿损伤，散血止痛。生食利大肠，水调服止鼻衄、吐血。"

《**医林纂要**》："除烦，止血，利小便，润肺燥。"

《**本草再新**》："养心，益肾，和血，健脾。"

♡ **挑选妙招**

小麦粉正常的色泽为白中略带浅黄色，无酸、霉等异味，取少量入口品尝应无碜牙的感觉。质量较差的小麦粉为灰白色或青灰色。散装小麦粉选购时用手握紧成团，久而不散的小麦粉水分含量较高，不易储存。要想买到新鲜面粉，最好选择商品流动率较高的商店。

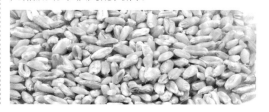

## 实用偏方

「肺结核」羊肉500克，小麦50克，生姜1块，炖成稀粥，连食1个月。

「气虚出血」小麦150克，鲜鸡血1碗，米酒100克。小麦加水煮成粥，鸡血用米酒拌匀后，放入小麦粥内煮熟，每日分2次服食。

「小便淋沥，滞涩不通」小麦30克，通草10克，加水90毫升，煎汤饮服。

「汤水伤灼、未成疮者」小麦炒黑，研入腻粉，油调涂之。勿犯冷水。

## 营养解码

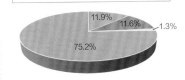

- ■ 蛋白质　■ 碳水化合物　■ 其他
- ■ 脂肪

11.9%
11.6%
1.3%
75.2%

小麦的营养成分

小麦中含有较多蛋白质、钙和铁。麦麸中所含丰富的硫胺素对预防脚气病有重要作用。

## 膳食专家指南

小麦，一般人群均可食用，每餐100克为宜，尤其适宜于因心血不足而失眠多梦、心悸不安者，患有脚气病、末梢神经炎者，体虚、自汗、盗汗、多汗者等。存放时间适当长些的面粉比新磨的面粉品质好，民间有"麦吃陈，米吃新"的说法。面粉宜与大米搭配着吃。

## 功效解读

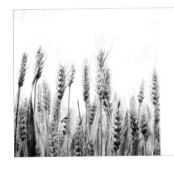

「健脾」小麦粉具有补气健脾、厚胃肠、强气力的功效，特别适合胃肠虚弱、敏感，易患痢疾的人群食用。

「缓解便秘」小麦制粉时去除的胚芽和外皮被称为麸皮。麸皮一直被用作饲料，最近研究发现麸皮内含有丰富的膳食纤维，具有缓解便秘的效果，因而再度受到关注。

## 储存和清洗小窍门

需要在通风、干燥处保存，储存在密闭的坛子、罐子中，可以保存更长的时间。

清洗小麦时要注意，清洗次数不宜过多，以免造成营养成分流失。一般加适量清水，淘洗1～2次，没有悬浮杂质即可。

## 饮食搭配

宜

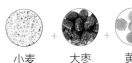

小麦　　大枣　　黄芪

有益气升阳、固表止汗、利水消肿、止盗汗的功效。

小麦　　糯米

二者同煮粥，有养心神、敛虚汗、厚胃肠、强气力的功效。

# 小麦百合炖猪心

**材料**

小麦20克，猪心1个，猪肉块100克，百合25克，生姜片、盐各适量。

**做法**

1. 小麦、百合分别洗净，稍浸泡；猪心、猪肉块洗净，猪心切片备用。

2. 将小麦、百合、猪心片、猪肉块与生姜片一同放入锅里，加1 000毫升水，炖3小时。

3. 出锅时加盐调味即可。

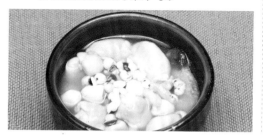

# 农家菜烙馍

**材料**

小麦面粉450克，青椒2个，鸡蛋3个，韭菜200克，酵母适量，盐3克，香油5克。

**做法**

1. 面粉中加适量水和酵母，揉成面团，发酵后搓成长条，切成小段，擀成饼状。

2. 将青椒、韭菜洗净切碎，放入碗中，打入鸡蛋，加盐、香油搅匀。

3. 用薄饼包馅并捏成饺子状，入锅烤熟即可。

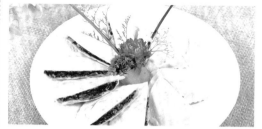

# 香酥韭菜盒

**材料**

小麦面粉500克，韭菜250克，粉丝100克，盐、香油、食用油各适量。

**做法**

1. 面粉中加适量温水（开水和冷水的比例为2:1）和少许盐，揉成面团，盖上湿布饧20分钟。

2. 韭菜洗净切碎，粉丝泡软切碎；两者混合后，加少许盐和香油调味，做成馅料，备用。

3. 将面团分小块擀薄后，包入适量馅料，捏成包子状，按扁，放入锅内，用少量油煎至两面呈金黄色即可。

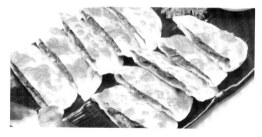

# 脆香芝麻饼

**材料**

小麦面粉600克，酵母15克，芝麻100克，盐10克，花椒2克，小茴香1克，芝麻酱6克，食用碱1克，食用油50毫升。

**做法**

1. 面粉中加酵母和水搅拌均匀，揉成面团发酵；将花椒、小茴香用锅炒香后碾碎，加芝麻酱、盐、食用油搅匀，备用。

2. 面团中放食用碱，揉匀分块，擀成长方形，抹上调好的芝麻酱，卷成筒形按扁，蘸上芝麻即成烧饼生坯，放入烤箱120℃烤制20分钟即可。

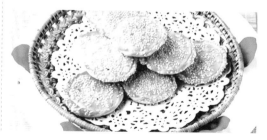

# 大麦

**宽肠利水，和胃健脾**

大麦为禾本科大麦属植物，是世界第五大种植谷物，也是我国古老的粮种之一，已有几千年的种植历史。我国的大麦现多产于淮河流域及其以北地区。

别名：牟麦、赤膊麦
性味：性凉，味甘
原产地：中东地区
收获期：4~5月

● **功效**

改善食欲，增强体质，滋益五脏，美容养颜。

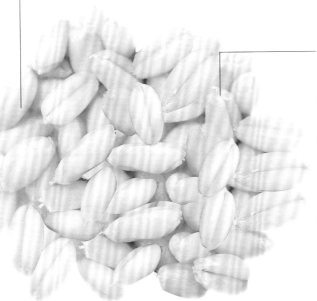

● **大麦芽**

性平，味甘；可用于酿造啤酒，可作饲料。

● **大麦秸**

性温，味甘、苦，无毒；利湿消肿，理气。

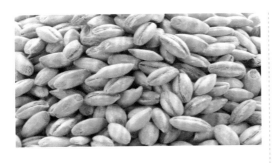

💗 挑选妙招

挑选大麦以颗粒饱满、完整，无杂质，无虫蛀，色泽呈黄褐色为宜。如果要挑选新鲜的大麦面粉，最好在商品流动率较高的商店和正规的超市购买，以确保大麦面粉的品质。

📖 经典摘要

《名医别录》："主消渴，除热，益气，调中。"

《唐本草》："大麦面平胃，止渴，消食，疗胀。"

《本草拾遗》："调中止泄。"

《本草纲目》："宽胸下气，凉血，消积，进食。"

😊 储存和清洗小窍门

大麦适宜放在阴凉、通风、干燥处保存，一般放在密闭的坛子、罐子中可以保存更长的时间。清洗大麦时要注意，清洗次数不要过多，淘洗1~2次，无悬浮杂质即可，以免破坏其表皮结构，造成营养成分流失。

「小儿消化不良，脾胃虚弱」将大麦仁轧碎浸泡，煮粥，加适量红糖。每日服用2次。

「乳痈」大麦芽10克，山慈菇3克，二者共研成末，用浓茶水调敷患处。

「回乳」大麦芽60~120克，水煎服。每日2次，连续服用7日。

「消化不良，饱闷腹胀」大麦芽、神曲各15克，水煎服。每日1次，连续服用7日。

## 📖 营养解码

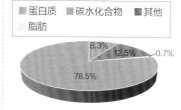

| ■ 蛋白质 | ■ 碳水化合物 | ■ 其他 |
| 脂肪 |

8.3%
12.5%
0.7%
78.5%

大麦的营养成分

大麦性凉，脾胃虚寒的人慎食。

大麦中的 $\beta$ -葡聚糖可用于美容和医药等方面。

## 🍴 膳食专家指南

大麦，一般人群均可食用，尤其适宜于胃气虚弱、消化不良者，肝病、食欲不振、伤食后胃满腹胀者，妇女回乳时乳房胀痛者。用大麦芽回乳必须注意：用量过小或用萌芽过短者，均会影响疗效。未长出芽的大麦，服后不但无回乳的功效，反而会增加乳汁，因此一定要仔细挑选。

## 😊 功效解读

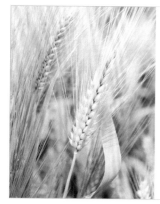

「改善食欲，增强体质」大麦具有健脾益胃的功效，因此非常适合因脾胃虚弱而面黄肌瘦、浑身无力、消化不良的人群食用。它具有明显的改善食欲、增强体质的作用。

「滋益五脏」大麦具有解除五脏之热、暖胃生津、养精血的功效，也是老百姓居家养生的健康食物。

## 😊 养生大麦茶饮

大麦茶甘美清香，风味独特，具有清热解毒、减肥瘦身、缓解便秘、美容养颜等诸多功效。

大麦茶不含茶碱、咖啡因、单宁等，不刺激神经，不影响睡眠，不会使牙齿染色。用温热新鲜的大麦茶洗脸，可以使皮肤更加白皙。

## 🍴 饮食搭配

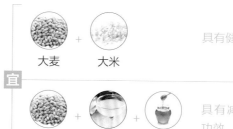

大麦 ＋ 大米　　具有健脾养胃的功效。

宜

大麦 ＋ 姜汁 ＋ 蜂蜜　　具有减轻小便淋涩疼痛的功效。

# 麻辣爽口大麦面

**材料**

大麦面条200克，黄瓜100克，辣椒油、香油、白糖、盐、酱油、醋、葱、姜、蒜各适量。

**做法**

1. 葱、姜、蒜洗净，去皮，切末；黄瓜洗净切丝；将大麦面条下锅煮至九成熟，为保证面条筋道，可在开锅冒泡时倒少量凉水，重复3次即可。

2. 将酱油、盐、辣椒油、白糖、葱末、姜末、蒜末、醋一同放到锅里炒出香味，浇在面条上，再淋入香油，撒上黄瓜丝即可。

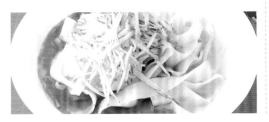

# 美味麦麸吐司

**材料**

麦麸30克，高筋面粉210克，大麦面粉50克，奶粉20克，酵母、盐、白糖、鸡蛋、黄油各适量。

**做法**

1. 除黄油外，将所有材料放入面包机，加水，和面20分钟，再加入黄油继续和面20分钟。

2. 和好面后，将面团分成3等份，排气滚圆，盖上薄膜饧15分钟。

3. 将面团分别擀成和吐司模型等宽的长方形，翻面后卷成圆筒形进行发酵。烤箱以180℃预热后，底层上下火烤制40分钟左右即可。

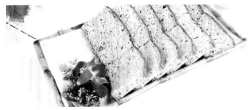

# 家常饸饹面

**材料**

大麦饸饹面200克，猪肉50克，鸡蛋2个，葱半棵，青椒、红椒各1个，辣椒油、食用油各适量。

**做法**

1. 猪肉洗净切丝；葱、青椒、红椒洗净切末；鸡蛋磕入碗中，打散备用。

2. 油锅烧热，倒入葱末、青椒末、红椒末爆香，放入猪肉丝翻炒几下，加适量水煮沸，放入面条，煮沸后淋入鸡蛋和辣椒油即可。

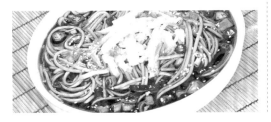

# 香酥煎饺

**材料**

大麦面粉500克，猪肉250克，白菜200克，葱125克，老酵面200克，食用碱、姜、酱油、香油、盐各适量。

**做法**

1. 将大麦面粉与老酵面兑好加水和匀，发酵后加食用碱揉匀，揪成40个剂子，逐个擀成小圆片。

2. 把猪肉、姜、葱、白菜分别洗净切碎，放入酱油、盐、香油，拌匀作馅。

3. 包入馅料做成饺子，放入煎锅煎熟即可。

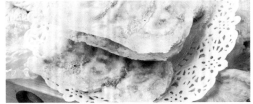

# 荞麦

**健脾消积，下气宽肠，解毒敛疮**

荞麦的营养价值比普通的大米、小麦要高，一直是深受老百姓喜爱的主要粮食品种之一，因其含有丰富的营养和特殊的健康成分而颇受推崇，并且受到糖尿病患者的广泛青睐。荞麦分为甜荞麦和苦荞麦。

别 名：花麦、三角麦
性 味：性凉，味甘
原产地：中国
收获期：9~10月

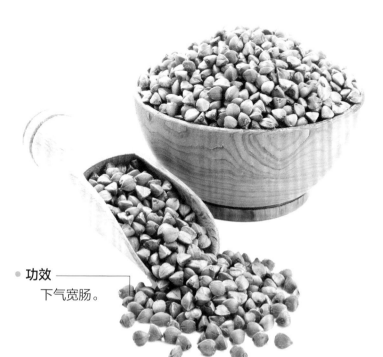

● **功效**
下气宽肠。

● **荞麦茎叶**
性凉，味甘。

---

📖 经典摘要

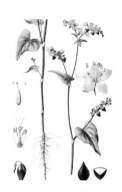

《本草纲目》："荞麦，最降气宽肠，故能炼肠胃滓滞，而治浊、带、泄痢腹痛上气之疾。气盛有湿热者宜之。若脾胃虚寒人食之，则大脱元气而落须眉，非所宜矣。"

《本草求真》："荞麦，味甘性寒，能降气宽肠，消积去秽，凡白带、白浊、泄痢、痘疮溃烂、汤火灼伤、气盛湿热等症，是其所宜。"

💗 挑选妙招

荞麦的形状一般为卵形，呈黄色或青褐色，表皮光滑。挑选时，以颗粒饱满、完整、无虫蛀、干燥、大小均匀者为佳。挑选荞麦面粉，则以面粉细腻、光滑、无异味、不潮湿者为佳。

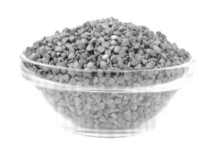

## 🌾 实用偏方

「水肿气喘」生大戟5克，荞麦面粉10克。加水做成饼，烘熟后研末，空腹用茶送服即可。

「疮肿」荞麦面、硫黄各100克，一起研末，加水做成饼，晒干保存，每次取1饼敷疮。

「汤火灼伤」荞麦面炒黄研末，用水调成糊，敷于伤处。

「胃肠不和，腹痛腹泻」荞麦研细末（荞麦面）10克，炒香，加水煮成稀糊状服食。

## 📖 营养解码

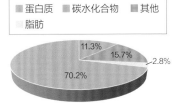

荞麦的营养成分

- ■ 蛋白质 11.3%
- ■ 碳水化合物 15.7%
- ■ 其他 2.8%
- ■ 脂肪 70.2%

荞麦中的赖氨酸和精氨酸含量都比米面多，经常食用对预防肥胖症非常有益。

荞麦性寒，脾胃虚寒者慎食。

## 🍚 膳食专家指南

荞麦主要含有碳水化合物，以及一定量的蛋白质、脂肪、B族维生素、微量元素等营养成分，脂肪和碳水化合物含量略高于大麦。荞麦一般人群均可食用，每餐50克为宜。尤其适宜胃肠不好、食欲欠佳、便秘的人食用，但脾胃虚寒的人不宜食用。荞麦和其他米面搭配食用，营养成分更加均衡。

## 😊 功效解读

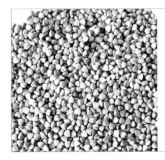

「解毒敛疮」荞麦具有解毒敛疮的功效，特别适合面生暗疮、酒糟鼻、丹毒、疱疹、水火烫伤者食用。

## ☺ 储存和清洗小窍门

荞麦宜放置在阴凉、通风、干燥处保存，放在密闭的坛子或桶中较好，这样能够保存更长的时间。

清洗荞麦时应选择清洁的容器，加水，轻轻搅动，去除杂质即可。注意清洗次数不要过多，以免造成营养成分流失。

## 🍴 饮食搭配

宜

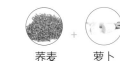

荞麦 ＋ 萝卜

对于消化不良、胃肠积滞和胀气具有良好的功效。

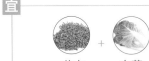

荞麦 ＋ 白菜

具有和中、利胃肠的功效。

# 荞麦桂圆红枣粥

荞麦100克，桂圆50克，红枣30克，白糖适量。

**做法**

1. 荞麦、红枣洗净浸泡；桂圆去壳备用。

2. 锅中加水，放入荞麦、桂圆、红枣，先用大火煮沸，然后转小火慢煮40分钟左右。

3. 起锅前加适量白糖，搅拌均匀即可。

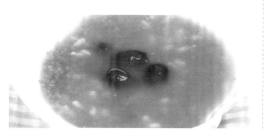

# 荞麦菜饼

**材料**

荞麦面粉150克，普通面粉100克，虾皮10克，鸡蛋2个，粉条30克，包菜丝100克，食用油30毫升，盐、香油、胡椒粉各适量。

**做法**

1. 将两种面粉混合，加温水搅匀，揉成面团后切块，擀成饼皮。

2. 将粉条浸泡至无硬心后，取出切成小段；鸡蛋炒熟切碎；包菜丝、虾皮洗净；将以上材料盛于同一容器中，并加入适量盐、香油、胡椒粉，搅拌均匀，制成馅料。

3. 将馅料放在饼皮上，捏紧包好，轻擀成饼状；锅中倒油加热，将饼放入锅中，煎至两面金黄即可。

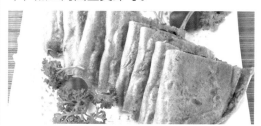

# 日式冷荞麦面

**材料**

荞麦面条100克，黄瓜丝50克，海苔丝5克，芝麻酱、香菜末、辣椒末、蒜末、盐、芥末油各适量。

**做法**

1. 荞麦面条煮熟，捞出过凉水后，沥干。

2. 芝麻酱加水调成糊状。

3. 荞麦面条放入碗中，加黄瓜丝、海苔丝、香菜末、芝麻酱、辣椒末、蒜末、盐、芥末油拌匀即可。

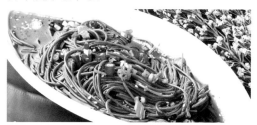

# 荞麦米糊

**材料**

荞麦50克，大米50克，核桃仁、花生仁各10克，白糖适量。

**做法**

1. 大米洗净，浸泡2小时；荞麦洗净，浸泡3小时；核桃仁、花生仁洗净备用。将上述食材全部倒入豆浆机中，加水至上下水位线之间，按下"米糊"键。

2. 待米糊煮好后，加适量白糖，搅拌均匀即可。

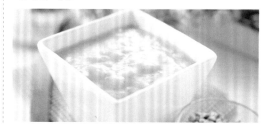

# 燕麦

**健胃，润肠，通便，催产**

燕麦至今已有 2 000 多年的种植历史，种植区域遍及山区、高原和北部高寒各个地带。其药用价值和保健作用是举世公认的。

别名：雀麦、野麦
性味：性平，味甘
原产地：中国
收获期：5~6月

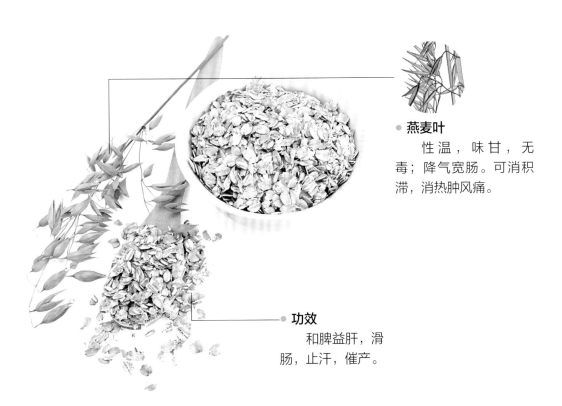

● **燕麦叶**

性温，味甘，无毒；降气宽肠。可消积滞，消热肿风痛。

● **功效**

和脾益肝，滑肠，止汗，催产。

📷 **经典摘要**

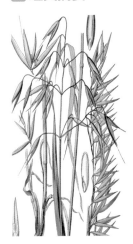

《证类本草》："味甘，平，无毒。主女人产不出。煮汁饮之。"

💚 **挑选妙招**

选购燕麦及相关加工品时，尽量不要选择甜度较高、黏度不足的，其可能含有较多食品添加剂等对健康不利的成分。

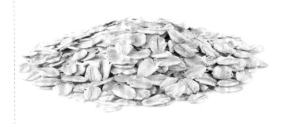

25

## 实用偏方

「皮肤瘙痒」将半杯燕麦粉、1/4杯牛奶、2汤匙蜂蜜混合在一起，调成干糊状，当作沐浴露来用。

「粉刺」将燕麦粉和鲜牛奶混合成糊状，涂在脸上10~15分钟后，先用温水清洗，再用冷水清洗。

「体虚自汗，盗汗」燕麦50克，研磨成粉状，蒸食，每日分2次服用。

「肥胖」燕麦50克，加清水搅拌，煮至熟软。每日1次，早餐食用。

## 营养解码

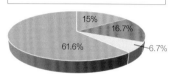

■ 蛋白质　■ 碳水化合物　■ 其他
□ 脂肪

15%
16.7%
61.6%
6.7%

燕麦的营养成分

燕麦可制作成燕麦片，或是研粉制成各种食物。

燕麦含有丰富的维生素和矿物质，对增进机体健康、抵御疾病都具有重要作用。

## 膳食专家指南

一般人群均可食用燕麦，尤其适宜脂肪肝、糖尿病、习惯性便秘、高血压病、高脂血症、动脉硬化患者食用。

需要注意的是，肠道敏感的人不宜吃太多燕麦，以免引起胀气、胃痛或腹泻等情况。

## 功效解读

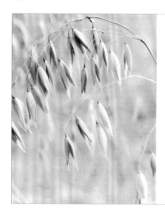

「调节血脂」经常食用燕麦可降低人体内的胆固醇，对心脑血管疾病，以及肝肾病变、脂肪肝等引起的继发性高脂血症有一定的预防和改善作用。

「瘦身美容」燕麦能延缓胃肠排空，增加饱腹感，控制食欲，达到瘦身的效果。燕麦还含有丰富的维生素E、铜、锌、硒、镁及膳食纤维，能清除人体内多余的自由基，改善肤质，并能润肠通便，让人有效地排出毒素。

## 储存和清洗小窍门

燕麦应用塑料袋或者密封袋装好，置于阴凉、通风、干燥处保存。如果是加工好的燕麦片，可以参考包装上的保存方法进行贮存。

清洗燕麦时，在容器中加入清水，轻轻搅动，淘洗至没有杂质即可。

## 饮食搭配

 +

燕麦　南瓜

具有健脾补虚的功效。

宜  +  +

燕麦　薏米　绿豆

具有润肠通便、排毒养颜的功效。

 +

燕麦　大枣

具有补中益气、养血安神的功效。

# 玉米燕麦糊

**材料**

玉米粒、生燕麦片各80克，白糖适量。

**做法**

1. 玉米粒、生燕麦片分别用水洗净，控干。

2. 将食材全部倒入豆浆机中，加水至上下水位线之间，按下"米糊"键。

3. 待燕麦糊煮好后，倒入碗中，加入适量白糖，即可食用。

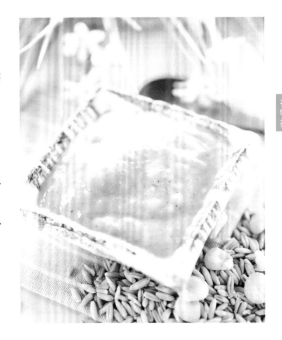

# 燕麦绿豆薏米粥

**材料**

燕麦片、绿豆各30克，薏米80克。

**做法**

1. 将薏米、绿豆洗净，用水浸泡2小时。

2. 将所有材料一同放入锅内煮沸后，转小火继续煮至熟烂即可。

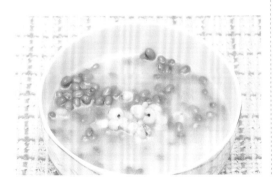

# 香酥燕麦南瓜饼

**材料**

糯米粉、南瓜各250克，燕麦面粉100克，奶粉25克，白糖30克，豆沙馅50克，食用油适量。

**做法**

1. 将南瓜洗净、去皮、切片，上锅蒸软，趁热加入糯米粉、燕麦面粉、奶粉、白糖，搅拌均匀，然后将其揉成南瓜饼坯。

2. 将豆沙搓成圆馅心，用南瓜饼坯包上，并压成圆饼状。

3. 锅中倒油加热，待油温升至120℃时，将南瓜饼放入油锅中，小火浸炸至南瓜饼膨胀后捞出即可。

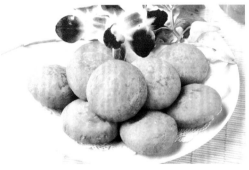

## 芝麻燕麦豆浆

**材料**

燕麦、黄豆各50克，熟白芝麻30克，白糖10克。

**做法**

1. 黄豆洗净，浸泡6~8小时后，捞出沥干备用；燕麦洗净后，浸泡30分钟左右，取出沥干水分。

2. 熟白芝麻磨成粉；将黄豆、燕麦放入豆浆机中，加水至上下水位线之间，按下"豆浆"键，打成豆浆后滤渣，取豆浆，加适量熟白芝麻粉、白糖调味即可。

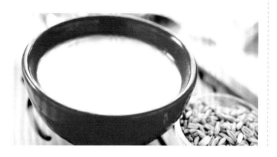

## 红薯燕麦粥

**材料**

燕麦片150克，牛奶300毫升，红薯50克，花生仁30克，紫薯粉适量。

**做法**

1. 红薯洗净后入锅蒸熟，取出去皮，切块备用；花生仁放入温水，浸泡30分钟左右，捞出后沥干水分。

2. 锅中倒水，放入花生仁和燕麦片，煮沸后，加入红薯块，转小火继续煮至黏稠；将熟时加入牛奶，撒上紫薯粉即可。

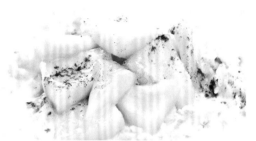

## 牛奶燕麦粥

**材料**

燕麦100克，鲜牛奶300毫升。

**做法**

1. 锅中加水，大火煮沸，倒入燕麦煮至熟烂。

2. 转小火煮至粥黏稠时，加入鲜牛奶煮沸即可。

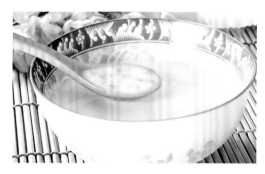

## 牛奶燕麦玫瑰饮

**材料**

燕麦100克，牛奶200毫升，玫瑰花3朵，冰糖5克。

**做法**

1. 将玫瑰花洗净，泡茶备用。

2. 锅中加牛奶，煮沸，将燕麦倒入，搅拌均匀；转小火续煮，煮至黏稠后，倒入冰糖搅匀，小火续煮。

3. 倒入玫瑰花茶煮沸即可。

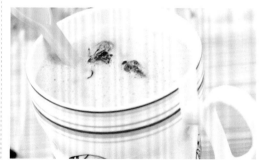

# 粳米

补气健脾，除烦渴，止泻痢

粳米是中国人的主食之一。粳米中各种营养素的含量虽不是很高，但因其食用量大，因此也具有很高的营养价值，是补充营养的基础食物。

别　名：稻米
性　味：性平，味甘
原产地：中国
收获期：6~10月

谷物类

**● 功效**

补气健脾，除烦渴，止泻痢。

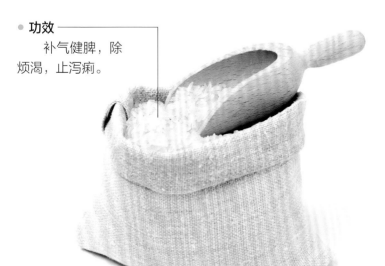

**● 稻叶**

性平，味甘，无毒；宽中，下气，消食。

---

**经典摘要**

《本草蒙筌》："粳米，伤寒方中，亦多加入，各有取义，未尝一拘。少阴证，桃花汤每加，取甘以补正气也；竹叶石膏汤频用，取甘以益不足焉；白虎汤入手太阴，亦同甘草用者，取甘以缓之，使不速于下尔。"

《本草纲目》："粳稻六、七月收者为早粳，止可充食；八、九月收者为迟粳，十月收者为晚粳。北方气寒，粳性多凉，八、九月收者，即可入药；南方气热，粳性多温，惟十月晚稻气凉，乃可入药。"

**挑选妙招**

优质的粳米颗粒整齐，富有光泽，比较干燥，无米虫，无沙粒，米灰极少，碎米极少，闻之有一股清香味，无霉变味。质量差的粳米，颜色发暗，碎米多，米灰重，潮湿而有霉味。如需购买，可到商品流动率较高的超市进行挑选。

「风寒咳嗽」生姜、葱白各10克，粳米50克。将生姜、葱白切末备用；粳米煮粥，粥熟以后加入生姜末和葱白末，略煮即可食用。

「燥咳」粳米50克，杏仁20颗。粳米快煮熟时加杏仁，煮熟后根据自身口味加白糖或盐食用。

「肝肾不足引起视昏」榛子30克，枸杞35克，粳米50～100克。将榛子捣碎，与枸杞同煎取汁，后放入粳米煮粥，空腹食用。

## 📋 营养解码

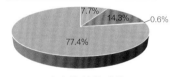

■ 蛋白质　碳水化合物　■ 其他
脂肪

7.7%　14.3%　0.6%
77.4%

大米的营养成分

粳米不但具有食用价值，也是体质虚弱和病后者调养之时的常用谷物。

## 👩‍🍳 膳食专家指南

一般人群均可食用，老弱妇孺皆宜，病后脾胃虚弱或烦热口渴者更为适宜。粳米多用来煮粥、蒸米饭，采用这种烹饪形式的粳米更容易被消化吸收，也能改善脾胃功能。在煮粳米粥时，切记不要加碱，否则会对粳米中的维生素造成破坏。

## 😃 功效解读

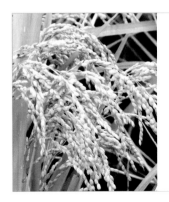

「调养身体」粳米中各种营养素的含量虽不高，但因其食用量大，因此也具有很高的营养功效，是补充营养素的基础食物。

「益气养阴」粳米粥可以养胃肠，止烦渴，通过补脾胃气，来滋养五脏，使机体血脉精髓得以充盈。但在饮用米汤时要注意，米汤不能过烫，否则会伤害到胃黏膜，但也不要太凉，防止产生胃肠不适的症状。

## 😊 贮存窍门

粳米的陈化程度与贮存时间成正比，贮存时间越长，陈化越严重。水分越大，温度越高，加工精度越差；糠粉越多，粳米陈化速度就越快。

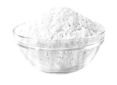

## 🍴 饮食搭配

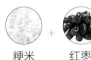 +  +

粳米　红枣　小麦

具有补气养血、舒缓烦躁、润肤美容的功效。

宜

粳米　绿豆

具有清热解暑、排毒养颜、润喉止渴的功效。

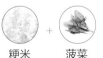

粳米　菠菜

具有补血和血、润肠润燥、补中益气的功效。

## 私房鲜蟹粥

### 材料

粳米半碗，螃蟹两只，盐、鸡精、酱油、料酒、香油各适量。

### 做法

1. 粳米洗净，浸泡1小时，螃蟹处理干净，斩去脚。

2. 将处理好的螃蟹放入碗中，淋上料酒、酱油，上屉蒸熟，取出脱壳。

3. 粳米煮至软烂，加盐、鸡精稍煮片刻。

4. 摆上蟹肉，淋上香油调味即可。

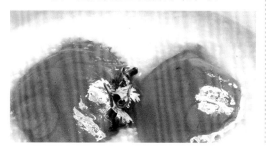

## 草莓粥

### 材料

粳米50克，草莓10克，白糖5克。

### 做法

1. 粳米洗净，备用；草莓去蒂，洗净切粒，备用。

2. 将粳米煮成粥后，加入草莓粒即可。

3. 喜甜食者可加入白糖调味。

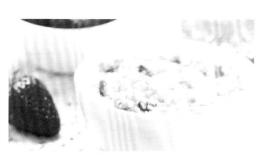

## 香鲜美味寿司

### 材料

海苔6张，粳米100克，火腿、腌萝卜、黄瓜各6小段，鸡蛋1个，醋、盐、食用油各适量。

### 做法

1. 粳米蒸成米饭，取出拌入醋、盐。

2. 烧热油，倒入打匀的鸡蛋液，以慢火煎成蛋皮，取出切条；将火腿、腌萝卜、黄瓜也各切成条备用。

3. 将海苔铺平放在寿司席上，放上米饭，用勺抹平，再放上黄瓜条、腌萝卜条、火腿条、蛋皮，将海苔卷起，再用寿司席卷好，切段供食。

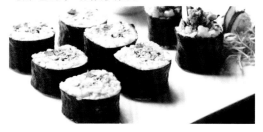

## 虾仁炒饭

### 材料

粳米饭100克，虾仁、豌豆、腊肉各20克，胡萝卜25克，鸡蛋1个，盐、食用油各适量。

### 做法

1. 豌豆洗净备用；胡萝卜洗净，切丁；腊肉切块；鸡蛋打成蛋液。

2. 锅中倒油，加热后放入蛋液炒熟后盛出；接着放入腊肉块、虾仁、豌豆、胡萝卜丁爆炒；最后倒入粳米饭、鸡蛋一起翻炒。

3. 炒饭快熟时，加盐调味即可。

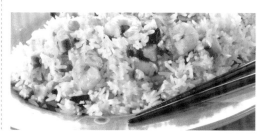

# 籼米

**温中益气，养胃和脾，除湿止泄**

籼米是籼型非糯性稻谷的种仁。它属于大米的一个特殊种类，呈细长形，米色较白，透明度比其他种类差一些。由于其吸水性强，膨胀度较大，所以煮食时出饭率相对较高，比较适合做米粉、米糕或炒饭。籼米长度在 7 毫米以上，黏性较小，米质较脆，加工时易破碎，横断面呈扁圆形，颜色呈白色的较多，但也有半透明和不透明的。

别名：长米、仙米
性味：性温，味甘
原产地：中国
收获期：6~10月

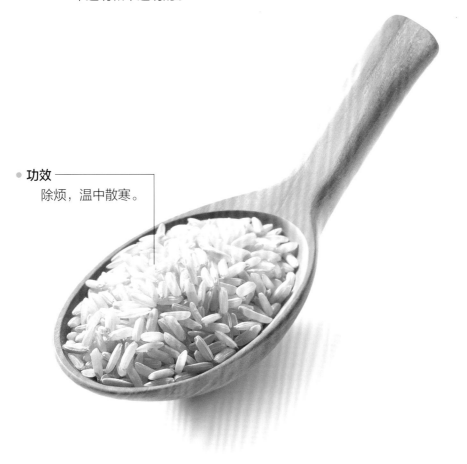

● 功效
除烦，温中散寒。

## 经典摘要

《本草蒙筌》："温中健脉，益卫养荣，长肌肤，调脏腑。"

《本草纲目》："温中益气，养胃和脾，除湿止泄。"

## 挑选妙招

选购籼米时，可依据外观挑选。优质的籼米颗粒饱满、大小均匀、自然透亮，不破损，垩白粒少，无爆腰粒。制熟后，籼米黏性、油性均大，柔软可口，有籼米特有的清香。

## 实用偏方

[脾胃失和]籼米与生姜配伍，煮粥食用。

[大便稀溏]将籼米炒黄后煮粥食用。

[脾虚泄泻]籼米粉、薏米粉各60克，和匀炒熟，加白糖调服，每日2次。

[虚烦口渴]籼米60克，可加入少量糯米，一同煮粥，趁热食用。

## 营养解码

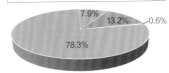

- 蛋白质
- 碳水化合物
- 其他
- 脂肪

7.9%　13.2%　0.6%
78.3%

籼米的营养成分

籼米是人体B族维生素的主要来源，可预防脚气病、消除口腔炎症等。

## 膳食专家指南

籼米含有碳水化合物、脂肪、B族维生素、矿物质等营养成分。煮粥可补脾养胃；米汤有益气、养阴、润燥的功能，是补充营养素的基础食物。

## 籼米和粳米的区别

籼米和粳米是两种广泛食用的大米，二者的营养价值都非常丰富，但在黏稠度、种植区域、香味等方面存在着诸多差异。

1. 外形差别。粳米多是椭圆形，呈短宽，因此又叫作"肥仔米"，如水晶米、珍珠米、东北米等都属于粳米。籼米的外形则为细长，如长粒香米、泰国香米等。

2. 种植地域区别。北方多种植粳米，南方多种植籼米。

3. 黏稠度不同。粳米的黏稠度较高，所以煮粥煮饭，粳米会很黏稠；而籼米的黏稠度比粳米低。

4. 蛋白质含量不同。粳米的蛋白质含量只有7%，而籼米的蛋白质含量一般都大于8%。

5. 两种米的养生作用各有侧重。粳米的润燥除烦作用比较明显，而籼米的温胃助阳作用比较突出。

## 储存和清洗小窍门

储存籼米应该用桶或缸，如果有条件，可以先把容器消毒、控干、确保容器干燥、卫生。买回的籼米，倒进容器内，盖上盖子，放在离地20厘米的高度，尽量保持周围干燥、通风。为了能长久保存，可以在容器里面放几颗蒜。

不管是春季还是夏季，都尽量不要储存太多米，现吃现买就可以，特别是夏季，籼米很容易变质。清洗时将籼米在水中轻轻搅动淘洗干净，将杂质去除即可。

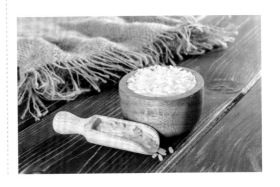

# 小米

**和中益肾，除热，解毒**

小米为粟脱壳制成的粮食，我国北方通称粟为"谷子"，去壳后称为"小米"，它性喜温暖，适应性强。小米粒小，颜色呈淡黄色或深黄色，质地较硬，制成品有甜香味。小米熬粥营养丰富，有"代参汤"之美称。我国北方许多妇女在生育后，常用小米加红糖来调养。

别名：粟谷、粟米
性味：性凉，味甘、咸
原产地：中国
收获期：9~10月

● **功效**

益气和中，益肾，除热，解毒。

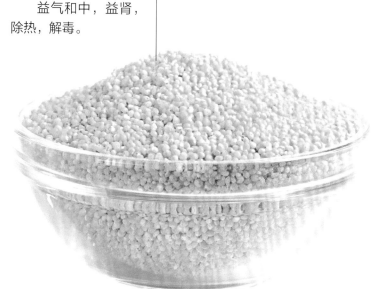

● **小米泔汁**

性凉，味甘；有清热止泻、止渴、杀虫敛疮的功效。

📇 经典摘要

《滇南本草》："主滋阴，养肾气，健脾胃，暖中。"

《日用本草》："和中益气。"

《本草纲目》："煮粥食益丹田，补虚损，开肠胃。"

💗 挑选妙招

一般小米呈鲜艳自然的黄色，光泽圆润，用手轻捏时手上不会染上黄色。若用姜黄或地板黄等色素染过，则用手轻捏时会褪色。也可把少量

小米放入水中，若水变黄证明该小米染过色。优质小米闻起来有清香味，无其他异味。严重变质的小米，手捻易成粉状，碎米多，闻起来微有霉变味、酸臭味、腐败味或其他不正常的气味。

## 实用偏方

「贫血」小米100克，龙眼肉10克，红糖适量。前两者煮熟后加入红糖，空腹服用，每日2次。

「血虚」小米100克，花生适量。两者洗净共同熬成浓粥，每日服用2次。

「心火旺」小米200克，莲子10克。两者洗净熬成浓粥服用。

「失眠」小米200克，山萸肉30克。两者洗净熬浓粥，连续服用7日。

## 营养解码

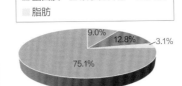

■ 蛋白质　■ 碳水化合物　■ 其他
□ 脂肪

9.0%
12.8%
3.1%
75.1%

小米的营养成分

蛋白质含量在不同品种的小米中差别很大，一般介于5%~20%。小米中蛋白质的质量通常优于小麦。

## 膳食专家指南

小米营养丰富，一般人群均可食用。老人、病患、产妇尤宜食用，但气滞者应忌用，身体虚寒、小便清长者也要少食。小米可蒸饭、煮粥，磨成粉后可与其他面粉混合在一起制作饼、窝头、丝糕、发糕等，糯性小米也可酿酒、酿醋、制麦芽糖等。

## 功效解读

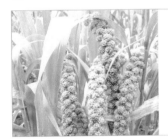

「祛斑防皱」多吃小米可以美容养颜，减少皱纹、色斑及色素沉着。

「防止反胃、呕吐」小米富含硫胺素，具有防止消化不良及口角生疮、反胃、呕吐、恶心的作用。

## 贮存窍门

储藏前应去除杂糠，并将小米放在阴凉、干燥、通风较好的地方保存。如储藏前小米所含水分过大，不宜曝晒，可阴干。

要及时出风过筛，除糠降温，以防霉变。小米易遭蛾类幼虫等危害，在容器内放一袋鲜花椒可防虫。

## 饮食搭配

小米　＋　山药

具有健脾通便、消渴生津的功效。

宜

小米　＋　核桃

具有健脑益肾、补虚的功效。

# 红枣柏子小米粥

**材料**

小米100克，柏子仁15克，红枣10颗，白糖适量。

**做法**

1. 红枣、柏子仁、小米分别洗净，再将红枣、小米分别放入碗内浸泡，备用。

2. 将红枣、柏子仁放入锅内，加水煮熟后转小火。

3. 加小米共煮成粥，至黏稠时加白糖，搅拌均匀即可。

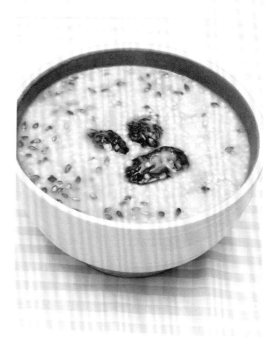

**柏子仁**

可用于改善心悸、失眠

---

# 脆香小米酥饼

**材料**

小米200克，面粉30克，鸡蛋1个，盐、食用油各适量。

**做法**

1. 将小米洗净，用沸水烫一下，倒掉水，再加沸水煮成稠粥；将小米粥盛出，放于盘中，摊开冷却；鸡蛋打散搅匀，备用。

2. 在凉粥中加入鸡蛋液、面粉、盐，搅拌均匀，根据个人喜好捏成圆饼。

3. 锅内放油烧热，将捏好的圆饼放在油锅中，煎至两面金黄即可。

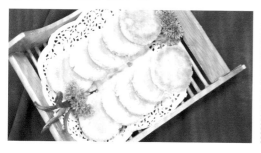

# 牛奶红枣小米粥

**材料**

小米80克，红枣20克，牛奶、白糖各适量。

**做法**

1. 小米洗净，浸泡20分钟；红枣洗净去核，备用。

2. 将小米倒入锅中，放入红枣，再加适量水，大火煮沸，然后转小火煮至米粒熟透。

3. 加入牛奶搅拌均匀，再根据自身口味，加白糖调味即可。

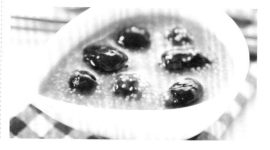

# 南瓜桂圆小米粥

**材料**

小米100克，糯米30克，南瓜200克，桂圆干15颗。

**做法**

1. 将小米、糯米分别洗净，放水中浸泡20分钟左右；将桂圆干放到温水中浸泡。

2. 南瓜洗净，削皮，放到碗中隔水蒸熟，捣成南瓜泥。

3. 锅中倒水，放入小米、糯米，煮至黏稠，放入南瓜泥、桂圆，用小火焖煮20分钟即可。

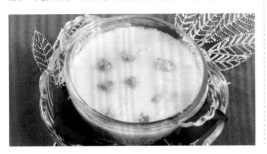

# 小米酥饼

**材料**

小米粉100克，低筋面粉250克，黄油150克，红糖50克，盐5克，苏打粉10克。

**做法**

1. 将黄油软化、搅拌，再加入红糖和盐，继续搅拌均匀。

2. 小米粉、低筋面粉、苏打粉掺在一起，搅拌均匀，倒进打匀的黄油，搓成面团，切成小块，再压成圆饼，放入烤箱以150℃烤20分钟左右即可。

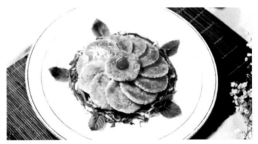

# 小米南瓜饼

**材料**

南瓜150克，小米粉100克，小麦粉、糯米粉各50克，食用油30毫升。

**做法**

1. 南瓜洗净，去皮，切成小块，放到锅中蒸熟备用。

2. 将南瓜块捣成泥，加小米粉、小麦粉、糯米粉搅拌均匀，揉成面团，切成小块，压成圆饼。

3. 锅中倒油加热，把圆饼煎至两面呈金黄色即可。

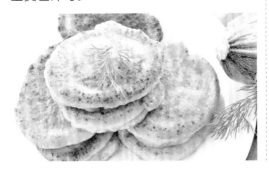

# 小米蛋奶粥

**材料**

小米150克，牛奶300毫升，鸡蛋1个，白糖15克。

**做法**

1. 小米洗净，放入冷水中浸泡30分钟左右，捞出并沥干水分。

2. 鸡蛋打入碗中，打散备用；锅中加冷水1 000毫升，将小米倒入，用大火煮沸，倒入牛奶，搅拌均匀，再将蛋液淋入奶粥中，迅速搅散，加白糖调味即可。

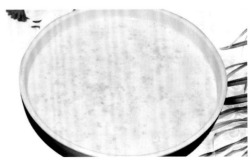

# 高粱

健脾止泻，化痰安神

高粱是禾本科高粱属一年生草本植物，秆实心，中心有髓。分枝叶片似玉米，厚而窄，被蜡粉，平滑，中脉呈白色。谷粒可供食用、酿酒（高粱酒）或制饴糖。高粱的穗可制笤帚或炊帚，嫩叶晒干后可做饲料。颖果入药，能燥湿祛痰、宁心安神，具有较高的药用价值。高粱喜温、喜光，并有一定的耐高温特性。主要分布于全世界热带、亚热带和温带地区。

别名：蜀黍、木稷
性味：性温，味甘、涩
原产地：中国
收获期：9~10月

● 功效

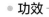

温脾止泻，化痰安神。

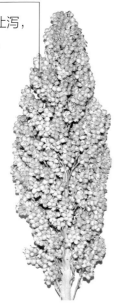

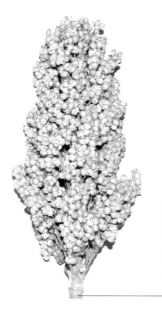

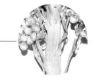

● 高粱秆

性平，味甘；止咳化痰，清热消暑。

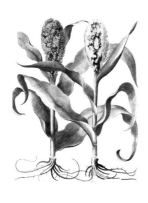
💟 挑选妙招

优质高粱呈乳白色，颗粒饱满且完整，富有光泽，大小均匀一致，无虫害、无杂质。优质高粱具有高粱的固有气味，没有其他异味、霉味等。取少量高粱咀嚼，优质高粱的味道微甜，劣质高粱则会有涩味、苦味、辛辣味等其他味道。

☺ 储存和清洗小窍门

高粱适宜放置在阴凉、通风、干燥处保存，一般放在密闭的坛子、罐子中比较好，可以保存更长时间。清洗高粱时要注意，淘洗1~2次，无悬浮杂质即可。切忌清洗次数过多，以免造成营养成分流失。

## 🌾 实用偏方

「小儿腹泻、便溏」高粱50克，大枣10枚。大枣去核炒焦，高粱炒黄，共研细末，2岁小孩每次服10克，3~6岁小孩，每次服15克，每日2次。

「消化不良」高粱50克，冰糖适量。用高粱煮粥，快熟时加入冰糖煮化，温服。

「脾虚湿盛」高粱30克，薏米及车前子各15克，水煎服。

## 📚 营养解码

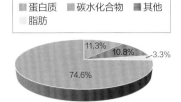

高粱的营养成分

- 蛋白质
- 碳水化合物
- 其他
- 脂肪

11.3%
10.8%
3.3%
74.6%

高粱适宜和其他谷物搭配食用，以起到平衡营养的作用。

适合脾胃虚弱以及消化不良的人食用。

## 🍚 膳食专家指南

高粱主要含有碳水化合物，以及一定量的蛋白质、脂肪、B族维生素和矿物质，具有较好的保健功效，适宜脾胃气虚、便溏者食用，对小儿消化不良也有很好的疗效。

## 😊 功效解读

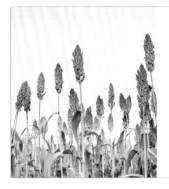

「涩肠止泻」高粱米及糠皮中含有一定的鞣酸，具有涩肠止泻的作用。

「和胃健脾，充饥养身」高粱具有消积温中、固涩胃肠等功效，最好将高粱和其他谷物混合搭配着吃，这样可以摄取不同种类的氨基酸，增加营养功效。

「收敛固脱」高粱中的单宁含量随着种皮颜色的加深而增多，单宁有收敛固脱的作用，患有慢性腹泻者宜常食高粱。

## 😊 高粱酿酒典故

中国酿酒历史源远流长，品种繁多，名酒荟萃，享誉中外。传说，发明酒的人，名叫杜康。他当长工时，有一次偶然把高粱米饭放在树洞中，时间久了，发酵成了酒。开始名叫"久"，后来才有了"酒"字。

因杜康善酿酒，后世将杜康尊为酒神，多以"杜康"借指酒。

## 🍴 饮食搭配

宜

 高粱 +  红糖 +  糯米

具有除湿止痢、健脾养胃的功效。

高粱 + 桂圆

具有清热润肺、滋养皮肤、助消化的作用。

# 莲子银耳高粱粥

**材料**

高粱90克，莲子60克，红枣、银耳各适量。

**做法**

1. 高粱洗净，浸泡4小时左右；银耳泡发洗净；莲子洗净，备用；红枣洗净，去核备用。

2. 将浸泡好的高粱下锅煮熟后，再将银耳、莲子、红枣一同加入续煮，煮至米烂粥稠即可。

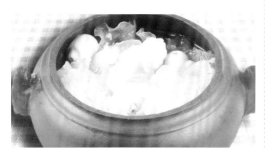

# 美味高粱面包

**材料**

高粱面粉250克，高筋面粉500克，鸡蛋1个，牛奶300毫升，奶粉、酵母、黄油、蜂蜜各适量。

**做法**

1. 将除黄油和蜂蜜外的全部材料混合，将面团揉光滑后再加入黄油继续揉到不沾手即可。

2. 将面团发酵30分钟左右。

3. 将发酵好的面团放入模具中，以170℃烤制20分钟左右，烤好后表面刷上少许蜂蜜即可。

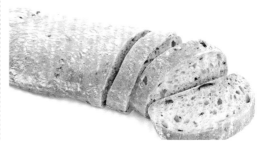

# 脆香高粱饼

**材料**

面粉100克，高粱面粉80克，鸡蛋1个，黄油、葵花子各适量。

**做法**

1. 将面粉和黄油混合，打入鸡蛋液，加入高粱面粉和葵花子，搅拌均匀，加少量水，和成面团备用。

2. 将面团制成长方形饼坯，放入烤箱，以180℃烤制20分钟即可。

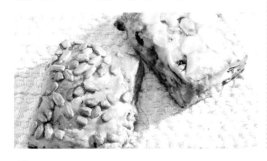

# 美味高粱粥

**材料**

高粱80克，芡粉5克，白糖适量。

**做法**

1. 高粱洗净，浸泡6小时备用。

2. 芡粉用水调成芡粉汁备用。

3. 将高粱倒入锅中，加入适量水，大火煮沸后转小火熬煮40分钟，调入芡粉汁继续熬煮5分钟左右，最后加白糖调味即可。

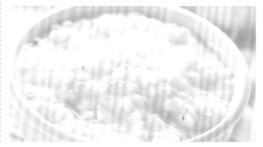

# 薏米

利水渗湿，健脾止泻，除痹，排脓，解毒散结

别名：薏仁、薏苡仁、苡米
性味：性微寒，味甘、淡
原产地：东南亚地区
收获期：9~10月

谷物类

薏米为禾本科草本植物薏苡的种子，是常用的中药，又用作日常饮食。在我国大部分地区均有种植。薏米含有丰富的蛋白质，还富含B族维生素。

● **功效**

润肤祛斑。

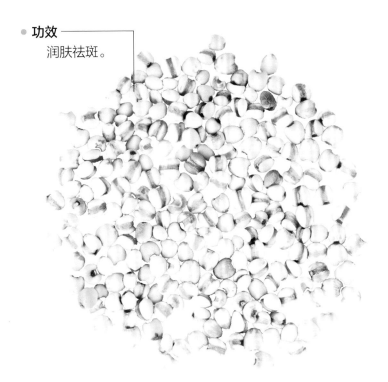

● **薏苡叶**

性温，味甘，无毒；煎水饮用，清香，益中空膈。

## 经典摘要

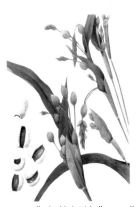

《本草纲目》："薏苡仁阳明药也，能健脾，益胃。虚则补其母，故肺痿肺痈用之。筋骨之病，以治阳明为本，故拘挛筋急，风痹者用之。土能生水除湿，故泄痢水肿用之。"

《本草新编》："最善利水，不至损耗真阴之气，凡湿盛在下身者，最适用之。"

## 挑选妙招

挑选薏米时，要选择粒大完整、结实，杂质及粉屑少且带有清香气味的产品，有黑点的则为次品。优质的薏米没有霉味等其他异味。取少量薏米品尝，优质的薏米味道微甜，劣质的薏米则会有涩味、苦味、辛辣味等其他味道。

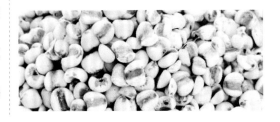

## 实用偏方

「肥胖」每日用生薏米100克左右，水煎饮用。

「水肿喘急」郁李仁60克，研磨为末，用水滤取药汁；薏米200克，用郁李仁汁煮粥，分2次食用。

「脚气病」薏米20克，赤豆20克，黄豆20克。三者熬成汤汁，泡脚。

「病后体弱」薏米150克，羊肉250克。二者加水煲汤，饮汤吃薏米、羊肉，每日2次。

## 营养解码

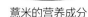
- 蛋白质
- 碳水化合物
- 其他
- 脂肪

12.8%
12.8%
3.3%
71.1%

薏米的营养成分

脾胃虚寒者慎食；健脾益气宜炒用，渗湿利水、排脓消痈宜生用。

薏米中还含有多种人体必需的微量元素，如钙、镁、磷、铁等。

## 膳食专家指南

薏米，一般人群均可食用，尤其适宜各种癌症患者、关节炎患者、急慢性肾炎患者和面浮肢肿的人食用。孕妇慎服。

## 功效解读

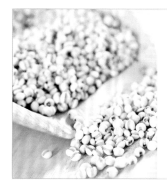

「润肤祛斑」薏米含有薏苡素，经常食用可使皮肤光滑细腻，并改善粉刺、雀斑、妊娠斑、老年斑等，是天然的养颜去皱佳品。

## 薏米美容偏方

将适量薏米洗净后放入锅内，浸泡3小时；将薏米水煮沸后再用小火煮10分钟。将煮好的薏米水倒入容器中，放在冰箱内冷藏。使用时，取一点薏米水和适量牛奶、一勺蜂蜜混合并搅拌均匀，浸透面膜纸后敷在脸上，静敷20分钟左右即可。

## 饮食搭配

| | | | |
|---|---|---|---|
|  薏米 | +  百合 | +  山药 | 具有除湿、滋阴、健脾养胃的功效。 |
| 宜 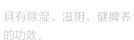 薏米 | + 冬瓜 | | 具有清热润肺的功效。 |
|  薏米 | + 扁豆 | | 具有健脾祛湿、通利小便、清热解毒的功效。 |

# 赤豆薏米粥

赤豆100克，薏米100克，白糖适量。

1. 将赤豆、薏米分别洗净，同放在水中浸泡12小时。

2. 将赤豆、薏米一同放入锅中，倒入适量水，用小火煮烂。

3. 根据个人喜好，加入适量白糖调味即可。

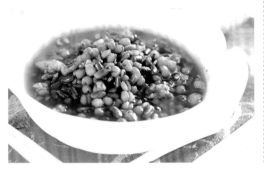

# 西红柿薏米糊

薏米30克，大米20克，西红柿2个，白糖适量。

1. 薏米洗净，浸泡2小时；大米洗净备用；西红柿洗净去皮，切块。

2. 锅中倒水，加入薏米和大米，大火煮至米烂粥稠；转小火加入西红柿块煮35分钟即可。喜甜食者还可加入适量白糖调味。

谷物类

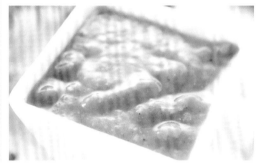

# 薏米莲子排骨汤

薏米100克，莲子50克，排骨100克，姜片10片，盐、鸡精各适量。

1. 将排骨焯水，去除杂物；薏米洗净，浸泡2小时左右；莲子洗净，稍浸泡备用。

2. 将以上材料一同放入炖盅里，加入姜片，隔水炖1.5小时。

3. 食用前加入适量盐、鸡精调味即可。

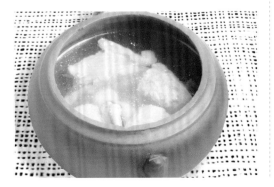

# 杧果薏米捞

杧果2个，薏米100克，冰糖适量。

1. 薏米洗净，浸泡30分钟，沥干备用。

2. 将薏米煮熟；杧果去皮去核，取肉，放入搅拌机内，加1杯水，打成杧果蓉备用。

3. 将杧果蓉放入煮好的薏米中，加冰糖调味即可。

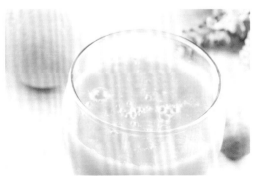

# 糯米

## 补中益气，健脾止泻

糯米为禾本科植物糯稻的去壳种仁，在中国南方称为糯米，而在北方则称其为江米，是人们普遍食用的粮食之一。由其制成的风味小吃深受人们的欢迎，如粽子、八宝粥及年糕等各式甜品。糯米制成的酒，还可用于滋补健身和缓解病症，饮用后有壮气提神、舒筋活血的功效。

别名：黏稻、江米
性味：性温，味甘
原产地：中国
收获期：7~9月

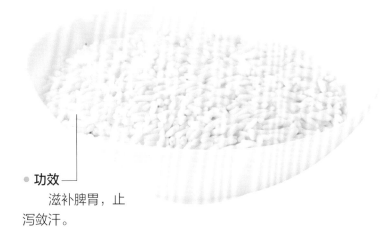

● **糯稻秆**

性平，味甘，无毒；主治黄疸。

● **糯稻叶**

性温，味甘，无毒；主治食欲不振。

● **功效**

滋补脾胃，止泻敛汗。

## 📇 经典摘要

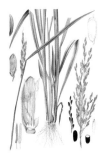

《仁斋直指方》："痘疹用糯米，取其解毒，能酿而发之也。"

《本经逢原》："糯米，益气补脾肺，但磨粉作稀糜，庶不粘滞，且利小便，以滋肺而气下行矣。若作糕饼，性难运化，病人莫食。"

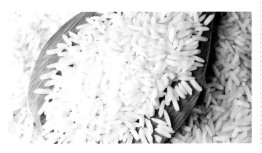

## 💗 挑选妙招

糯米以米粒较大、颗粒均匀、颜色白皙、有米香、无杂质的为宜。若米粒发黑、有杂质则为次品。优质的糯米没有异味。取少量糯米品尝，糯米滋味微甜，劣质的糯米则会有涩味、苦味等其他味道。

## 😊 储存和清洗小窍门

糯米宜放置在阴凉、通风、干燥处保存，放在密闭的坛子、罐子中比较好，这样可以保存更长的时间。清洗糯米时要注意，淘洗1~2次，无悬浮杂质即可，切忌清洗次数过多，以免造成营养成分流失。

## 实用偏方

「气虚自汗」糯米、小麦麸等量，同炒，研为细末，每次服用9克，或煮猪肉共食。

「百日咳」陈年（2~5年）糯稻根60克，水煎去渣，加入冰糖3克服食。

「产后或病后体虚」糯米酒适量，鸡肉200~500克，蒸熟食用。

「心悸失眠」糯米250克，党参10克，红枣60克。党参、红枣煮30分钟后捞去党参，糯米蒸熟后淋上汤汁和白糖。

## 营养解码

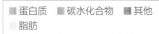
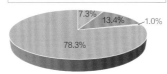

■ 蛋白质　■ 碳水化合物　■ 其他
■ 脂肪

7.3%　13.4%　1.0%
78.3%

糯米的营养成分

糯米为温补之品，适用于脾胃虚寒所致的反胃和气虚引起的虚汗、气短无力等症。

谷物类

## 膳食专家指南

糯米主要含支链淀粉、蛋白质、B族维生素及微量元素等营养成分。但其性黏滞，难以消化，不宜一次食用过多，老人、小孩或患者更应慎食。糯米年糕无论甜咸，其碳水化合物和钠的含量都很高，体重过重、患有糖尿病或其他慢性病如肾病者皆应谨慎食用。

## 功效解读

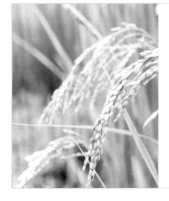

「滋补脾胃」糯米有补益中气、暖脾胃、止腹泻的作用，对脾胃气虚、腹泻、体质虚弱者最为适宜，可改善脾胃虚寒所致的反胃、食欲下降、泄泻等症状。

「壮气提神」用糯米、杜仲、黄芪、枸杞子、当归等酿成杜仲糯米酒，饮用后有壮气提神、舒筋活血的功效。

## 著名的项山糯米

项山糯米是糯米中的精品，米香质软、滑润带黏。它曾是清代贡品，农民喜用此糯米制作年糕、美酒等，特别是用其酿制的米酒香甜醇厚，当地酒厂用项山糯米生产的糯米酒曾名噪一时。当地田坎高、光照好、水温低，为项山糯米的生长提供了得天独厚的自然条件。

## 饮食搭配

糯米　＋　莲子　　具有开胃健脾的功效。

宜

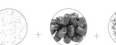

糯米　＋　红枣　＋　芡实　　具有滋补元气的功效。

糯米　＋　鸭肉　　具有益肾壮阳、止咳化痰的功效。

# 粽香糯米排骨

## 材料

糯米300克，排骨块100克，赤豆50克，粽叶、生抽各适量。

## 做法

1. 糯米洗净，浸泡半小时。

2. 赤豆和排骨块洗净，排骨块用生抽腌半小时备用；再将糯米、排骨块、赤豆一起拌匀，放入高压锅中。

3. 高压锅开火上气后蒸30分钟左右，稍放凉后包上粽叶装盘即可。

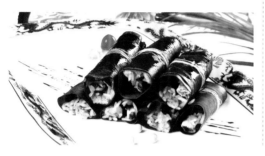

# 什锦糯米炒饭

## 材料

糯米300克，肉片50克，青椒、红椒各1个，胡萝卜100克，青豆20克，酱油、食用油各5毫升，盐5克。

## 做法

1. 糯米洗净，入锅蒸熟；青豆洗净，煮熟备用；青椒、红椒洗净切圈；胡萝卜洗净切丁，备用。

2. 锅中倒油，放入肉片翻炒片刻，接着放入糯米饭炒散；将其余材料一同倒入，炒熟后，加盐调味即可。

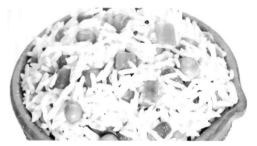

# 果味江米饼

## 材料

糯米粉200克，细玉米面50克，芝麻50克，罐装水果、白糖各适量。

## 做法

1. 将糯米粉、细玉米面、适量白糖和成面团。

2. 将面团做成圆饼坯子后，在两面蘸上芝麻，入锅两面煎熟。

3. 在糯米芝麻饼上放罐装水果即可。

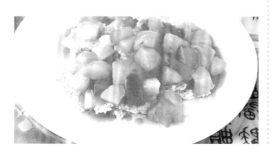

# 甜香江米条

## 材料

糯米粉500克，麦芽糖、食用油、糖霜各适量。

## 做法

1. 将麦芽糖倒入水中混合，再倒入锅中烧开。

2. 糖水沸腾后，倒入糯米粉，搅拌和成面团。

3. 将面团擀成厚片，切成约1厘米宽的长条，分别搓成小圆棍再切成小段。

4. 凉油下锅，炸至小圆棍呈金黄色，表面撒上糖霜即可。

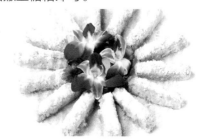

# 玉米

**利尿消肿，调中开胃**

玉米是禾本科草本植物，十分耐旱，即使贫瘠的土地也可种植，因此世界各地均视其为救荒的农作物而广为培育。

玉米原产于中美洲和南美洲，全世界热带和温带地区广泛种植。中国各地均有栽培。玉米喜光，不耐阴，是短日照植物。

别名：苞谷、玉蜀黍
性味：性平，味甘
原产地：墨西哥
收获期：7~9月

● **功效**

增强体力，调中开胃，利尿消肿。

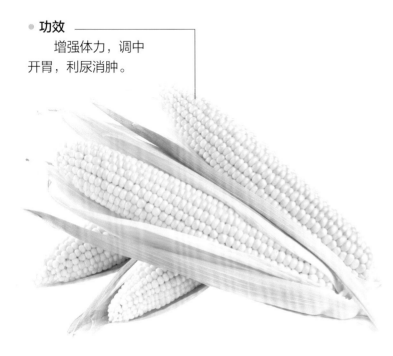

● **玉米叶**

性平，味甘，无毒；主治小便淋漓，疼痛难忍。

● **玉米须**

性平，味甘，无毒；可利尿消肿，清肝利胆。

## 经典摘要

《本草纲目》："调中开胃。"

《医林纂要》："益肺宁心。"

《本草推陈》："为健胃剂，煎服亦有利尿之功。"

## 挑选妙招

购买生玉米时，尽量选择新鲜的玉米，少选择冷冻的玉米。嫩玉米水分较多，老玉米淀粉较多，可根据个人口味挑选。

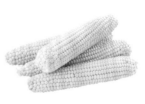

优质的玉米面呈淡黄色，无酸、苦等异味，选购散装玉米面时，用手握紧成团，久而不散的玉米面含水分较多，不易储存。最好选择商品流动率较大的商店购买。

「消渴症」玉米水煎服，能缓解消渴症状。

「咳嗽」玉米30克，玉米须15克，加水适量，煎汤代茶饮。

「水肿」玉米须30克，陈皮9克。二者水煎服，每日1剂，早晚分2次服。

## 营养解码

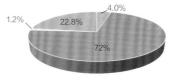

玉米的营养成分

- 蛋白质
- 碳水化合物
- 其他
- 脂肪

1.2%　22.8%　4.0%　72%

玉米可用于调理水肿、小便不利或石淋，常与和玉米须同用。

## 膳食专家指南

玉米主要含碳水化合物、蛋白质、B族维生素及微量元素等成分，但其碳水化合物含量较大米低。一般人群皆可食用玉米，尤其适宜脾胃气虚、气血不足、营养不良、习惯性便秘者，以及慢性肾炎水肿者食用。特别需要注意的是，玉米发霉后会产生致癌物质，因此发霉的玉米不可食用。

## 功效解读

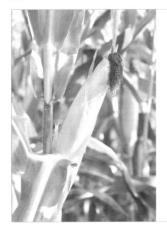

「增强体力」玉米中富含蛋白质，含量高于小麦，具有增强体力的作用。

「调理脾胃」玉米味甘，可以调中焦、和胃气；性平和缓，凡脾虚胃弱者均宜食之。

## 贮存窍门

玉米如果一次吃不完，可以放在保鲜袋里，然后放在冰箱的冷冻室内保存，拿出来不需要解冻，直接放入水中煮食即可。

## 饮食搭配

宜

玉米　＋　粳米

与粳米配伍，营养互补，用于脾胃虚弱。

玉米　＋　木瓜

具有助消化的功效。

# 松仁玉米

### 材料

玉米粒200克，松子仁20克，豌豆30克，米凉粉50克，胡萝卜丁、白糖各适量。

### 做法

1. 玉米粒、松子、豌豆分别洗净备用；米凉粉切成小块。

2. 锅中倒水，水开后，分别放入玉米粒、松子仁、豌豆、胡萝卜丁，焯熟。

3. 将上述食材和米凉粉块装盘，撒上白糖调味即可。

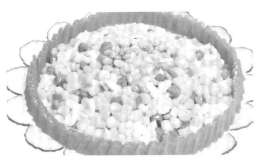

# 玉米鸡蛋羹

### 材料

玉米粒100克，鸡蛋2个，冰糖适量。

### 做法

1. 将玉米粒洗净；鸡蛋打散，备用。

2. 在锅中加适量水，倒入玉米粒，煮沸后倒入蛋液，转小火续煮片刻。

3. 根据自身的口味，加入冰糖调味即可。

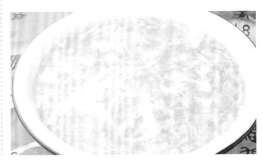

# 补气玉米排骨汤

### 材料

玉米150克，排骨250克，党参、黄芪各适量，盐少许。

### 做法

1. 玉米洗净，切块；排骨剁成小块，沸水焯烫，备用。

2. 将所有玉米块、排骨块和药材一起放入锅内，大火煮沸后转小火炖煮40分钟，起锅前放少许盐调味即可。

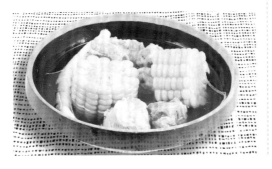

# 玉米饼

### 材料

玉米面500克，麦芽糖150克，食用油适量。

### 做法

1. 将麦芽糖倒入水中溶化，放入锅中烧开。糖水煮沸后，倒入玉米面，搅拌成糊状。

2. 锅内倒食用油，烧热后倒入玉米糊，尽量团成圆饼状。

3. 煎至两面呈金黄色即可。

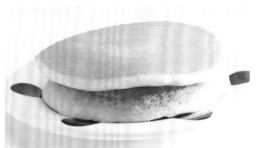

# 紫米

**滋阴补肾，补气健脾**

紫米是糯米中较为珍贵的一个品种，俗称"紫珍珠"。它与普通大米的区别是它的种皮有一层紫色物质。紫米质地细腻，含有花青素，因其营养丰富，具有很好的滋补作用，被人们称为"补血米""长寿米"。

别名：紫糯米
性味：性温，味甘
原产地：中国
收获期：7~9月

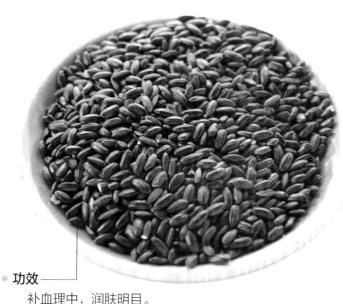

● **紫米叶**

性温，味甘，无毒；主治气血不调。

● **功效**

补血理中，润肤明目。

📷 **墨江精品紫米**

墨江哈尼族自治县地处北回归线，这里的墨江紫米历史悠久，品质甚佳，药用价值非常高。墨江紫米粒大饱满、黏性强，因蒸制后能使断米复续、质地醇厚而得名"接骨米"。以紫米为原材料制成的紫米甜酒煮鸡蛋和红糖紫米粥，特别适合用于产后滋补。

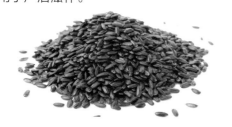

❤ **挑选妙招**

优质纯正的紫米呈紫色或浅紫色，米粒细长，颗粒饱满均匀。用水洗涤，水呈紫黑色，用手抓取易留下紫黑色印记。将紫米咬开，外面呈紫色而内部发白且伴有米的清香，若是染色紫米则会散发出化学物质的味道。纯正的紫米煮好后晶莹、透亮，有黏性，入口香甜细腻，口感好。购买紫米时，可到商品流动率较大的商店购买。

## 实用偏方

「月经不调」桂圆50克，紫米100克，红枣20克，水煎服，每日分早晚2次服用。

「气血不调」紫米100克，红糖25克，熬粥食用，每日1次。

「体质虚弱」紫米100克，鸭肉200克，熬汤服用，每日1次。

「面黄肌瘦」紫米100克，乌鸡200克，熬汤服用，每日2次。

## 营养解码

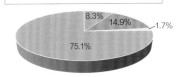

■ 蛋白质　■ 碳水化合物　■ 其他
　　脂肪

8.3%　14.9%　1.7%
75.1%

紫米的营养成分

紫米对于胃寒痛、消渴、夜尿频繁等症具有一定功效。

婴幼儿和老年人的消化能力较弱，食用紫米会增加胃肠负担，应该忌食。

## 膳食专家指南

紫米中含有维生素、蛋白质及铁、钙等各种微量元素。一般人群皆可食用紫米，特别适合气血不足、营养不良、贫血、皮肤干燥、面色苍白等身体虚弱者及孕产妇食用。

## 功效解读

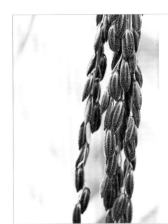

「润肤明目」紫米含微量营养素，有明目润肤的功效。
「健脾益胃」紫米有暖脾胃、滋补肝肾、缩小便的功效，对于胃部寒冷引起的疼痛、夜尿频繁有一定的改善作用。

## 储存和清洗小窍门

紫米用塑料袋装好，放置在有盖的罐子或其他容器中，置于阴凉、通风、干燥处保存。紫米富含纯天然营养色素，清洗时会出现掉色现象，只需用水洗净紫米表皮的脏物即可，切勿多次清洗，以免造成营养流失。

## 饮食搭配

 +

紫米　　乌鸡

具有滋补气血、补血养颜的功效。

宜

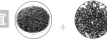

紫米　　赤豆

具有补益气血、利水的功效。

 +  +

紫米　　花生　　红枣

具有健脾益胃、美容润肤的功效。

## 莲子紫米粥

**材料**

紫米100克，莲子25克，桂圆20克，红枣、白糖各适量。

**做法**

1. 莲子洗净去心；紫米洗净后用热水浸泡1小时左右；红枣洗净，浸泡备用。

2. 锅中倒入紫米，加4碗水，用中火煮沸后转小火，再放入莲子、红枣、桂圆续煮40~50分钟，煮至粥变黏稠，加适量白糖调味即可。

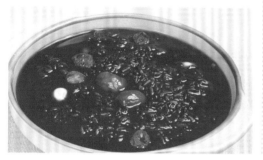

## 赤豆紫米豆浆

**材料**

紫米100克，黑米、赤豆各50克，冰糖适量。

**做法**

1. 将紫米、黑米、赤豆分别洗净，紫米、黑米浸泡1小时，赤豆浸泡4小时。

2. 把紫米、黑米、赤豆一起放入豆浆机内，加水至上下水位线之间，按下"豆浆"键，煮熟后加入冰糖调味即可。

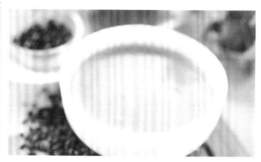

## 紫米甜饭团

**材料**

紫米60克，枸杞子、赤豆各5克，燕麦片3克，玉米粒、素肉松各10克。

**做法**

1. 紫米、赤豆洗净，泡软后和燕麦片一起用电饭锅蒸熟。

2. 将蒸熟的紫米平铺于保鲜膜上，把玉米粒、素肉松、枸杞子铺于紫米上，再用保鲜膜将所有食材包成饭团即可。

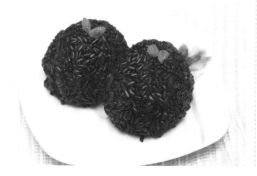

## 紫米饭

**材料**

紫米100克，枸杞子5克，冰糖适量。

**做法**

1. 将紫米、枸杞子分别洗净沥干，加冰糖和适量水上笼蒸熟。

2. 调整紫米饭造型，按照个人喜好使用模具做出不同的形状即可。

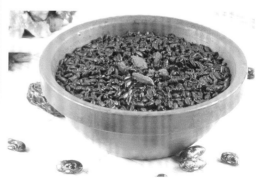

# 糙米

**补中益气，调和五脏**

糙米指脱壳后仍保留一些外层组织（如谷皮、糊粉层和胚芽）的米，其口感较粗，质地紧密。糙米有较高的营养价值，比精米的营养更为丰富，被称为"米黄金""大米的胎盘"。

别名：活米、发芽米
性味：性温，味甘
原产地：中国
收获期：7~9月

谷物类

● **功效**
缓解便秘。

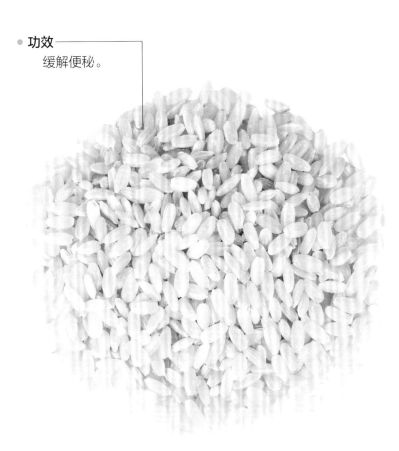

☺ **储存和清洗小窍门**

糙米放在密闭的坛子、罐子中比较好，这样可以保存更长时间。清洗糙米时要注意，切忌清洗次数过多，以免造成营养成分流失。一般来说，加入适量清水，淘洗 1~2 次，无悬浮杂质即可。

糙米和普通大米不同，质地比较坚硬，一般需要先浸泡 8 小时以上才能煮饭，这样煮出来的糙米饭软糯可口、香味浓郁。

♥ **挑选妙招**

优质的糙米色泽晶莹、颗粒均匀，无黄粒，且有一股米的清香，无霉烂味或其他异味。用手插入米袋摸一下，手上无油腻感、无米粉，或者用手碾一下，米粒不碎，这样的糙米质量较好。

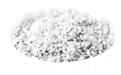

「便秘、痔疮」糙米100克，牛奶200毫升，白糖25克，熬粥食用，每日2次，分早晚服用。

「皮肤粗糙暗黄」糙米200克，红枣50克，白糖少许，熬粥服用，每日1次。

「肥胖症」糙米茶少许，冲水服用，每日2次。

「美容养颜」糙米适量，用小火慢慢熬煮后，晾凉，待粥面上出现粥皮即可盛出服用。

📖 营养解码

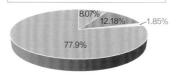

■ 蛋白质　■ 碳水化合物　■ 其他
□ 脂肪

8.07%
12.18%
1.85%
77.9%

糙米的营养成分

糙米的营养价值比精米高。其含有的膳食纤维在维护胃肠道健康方面有突出作用。

🍴 膳食专家指南

一般人群皆可食用糙米，每餐50克为宜。尤其适合患有软骨症、便秘、皮肤粗糙、动脉硬化、腰膝酸软者食用。

糙米的膳食纤维含量是精米的6倍多。膳食纤维在预防人体胃肠道疾病和维护胃肠道健康方面有突出作用，还能促进肠道蠕动、减胀气，改善便秘。

😀 功效解读

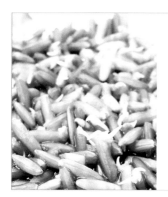

「促进排便」糙米富含膳食纤维，可以补充膳食纤维，促进胃肠消化，利于排便。

「促进骨骼、牙齿健康」糙米中富含磷和钙，可促进骨骼、牙齿的发育，保护骨骼、牙齿的健康。

😊 自制减肥糙米茶

准备200克糙米，1 500毫升水。用没沾过油的锅，翻炒糙米，但不要使之爆裂，至黄褐色时盛出，再在锅内加水煮沸，放进炒过的糙米，马上停火，浸泡5分钟后，滤过糙米即可。

糙米茶中保留了大量的膳食纤维，可促进肠道有益菌增殖。

🍽 饮食搭配

宜

 ＋

糙米　　红薯

具有改善便秘、排毒养颜的功效。

 ＋

糙米　　花生

具有清洁胃肠、补脾润肺的功效。

 ＋

糙米　　黑芝麻

具有乌发明目、美容润肤的良好效果。

## 海苔糙米饭

**材料**

糙米200克，扁豆60克，海苔20克，葱、姜、蒜、盐、食用油、鸡汤各适量。

**做法**

1. 糙米洗净，提前浸泡3小时以上，然后将糙米放入电饭锅，加适量水蒸成糙米饭。

2. 将蒸好的糙米饭用筷子搅松，葱、姜、蒜和扁豆洗净，葱、蒜切末，扁豆、姜切片。

3. 锅中加入少许油，放入葱末、蒜末、姜片，爆出香味后，倒入糙米饭、扁豆片翻炒，再加入少许盐和鸡汤，一起炒匀后撒上海苔即可。

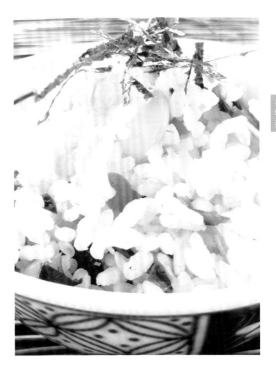

## 香脆糙米饼干

**材料**

糙米粉50克，面粉100克，泡打粉20克，杏仁、可可粉、鸡蛋、黄油、白糖各适量。

**做法**

1. 将糙米粉、面粉和泡打粉加适量水搅拌均匀。

2. 将黄油放入容器中，加入适量白糖、鸡蛋、杏仁、可可粉。

3. 将二者混匀，放入饼干模具里，170℃烘烤15~20分钟即可。

## 糙米面包

**材料**

糙米粉200克，高筋面粉300克，酵母5克，盐10克，白糖30克，奶油、麦麸、芝麻各少许。

**做法**

1. 将酵母放入100毫升40℃的温水中，将糙米粉和高筋面粉放入盆中，搅拌混合。

2. 加盐、白糖，搅拌均匀，放入少许奶油。

3. 倒入酵母水，并揉匀成面团，充分发酵后撒上麦麸和芝麻，倒入模具中，170℃烘烤15~20分钟即可。

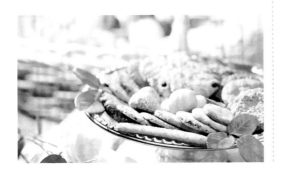

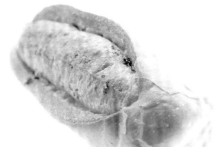

# 黑米

## 滋阴补肾，活血明目

黑米外表墨黑，营养丰富，有"黑珍珠"和"世界米中之王"的美誉，它是由禾本科植物稻经长期培育形成的特色品种，黑米也分籼米型和粳米型两类。用黑米熬制的米粥清香油亮，软糯适口，营养丰富，具有很好的滋补作用，最具代表性的就是陕西洋县黑米，自古就有"药米""贡米""长寿米"等美誉。

别名：药米、长寿米
性味：性平，味甘
原产地：中国
收获期：8~9月

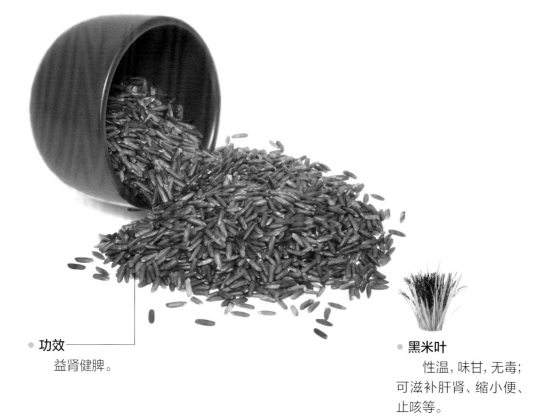

● 功效
益肾健脾。

● 黑米叶
性温，味甘，无毒；可滋补肝肾、缩小便、止咳等。

## ☺ 储存和清洗小窍门

黑米宜放置在阴凉、通风、干燥处保存，放在密闭的坛子、罐子中可以保存更长的时间。也可以将20~30粒花椒放在锅内，加水置于炉火上煮出香味后端锅离火，将盛米的口袋放入花椒水中湿透后取出晾干，然后将黑米倒入口袋内储存。

清洗黑米时要注意，切忌清洗次数过多，以免造成营养成分的流失，淘洗1~2次，无悬浮杂质即可。

## ♥ 挑选妙招

优质黑米表皮有光泽，用手能抠下片状的东西，若是粉状的则是劣质黑米。黑米的米心是白色的，而普通大米的米心是透明的。用大米染成的黑米，外表虽然比较均匀，但染料的颜色会渗透到米心里去。一般黑米的泡米水是紫红色的，稀释以后也是紫红色或接近红色。如果泡出的水像墨汁一样，经稀释以后还是黑色，这就是假黑米。

## 🏮 实用偏方

「脾胃虚弱」黑米100克，银耳10克，红枣10枚，一同熬粥，熟后加冰糖调味食之，每日1次。

「气虚贫血」黑米100克，鸡肉块500克。将黑米与鸡肉块共同放入砂锅，加入鲜汤和各种调料，清水炖，待鸡肉块与黑米熟烂后，加香油及食盐等调味食之，每日1次。

「肾气不足」黑米50克，黑豆20克，黑芝麻15克，核桃仁15克，共同熬粥加红糖调味食之，每日1次。

## 📋 营养解码

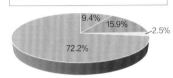

■ 蛋白质　■ 碳水化合物　■ 其他
　脂肪

9.4%　15.9%　2.5%
72.2%

黑米的营养成分

黑米所含的锰、锌、铜等微量元素比粳米多，还含有粳米所缺乏的叶绿素、维生素C、花青素等特殊成分。

## 👐 膳食专家指南

一般人群皆可食用黑米，以每餐100克为宜。黑米适宜产后血虚、病后体虚、贫血、肾虚者食用。脾胃虚弱的小孩或老年人不宜食用黑米。黑米外部有坚韧的种皮包裹，不易煮烂，若不煮烂，其营养成分难以溶出，多食后易消化不良，因此最好先浸泡一夜再煮。

## 😋 功效解读

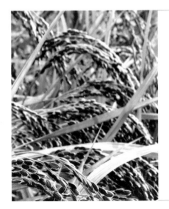

「抗氧化」黑米的外皮层中含有花青素，具有很强的抗氧化作用，可以清除体内多余的自由基，防止自由基过度氧化。

「控制血糖」黑米中含有较多的膳食纤维，淀粉消化速度相对较慢，血糖指数偏低，白米饭的血糖指数较高，因此吃同等量的黑米饭，不会像吃白米那样造成血糖剧烈波动。

「补虚养血」黑米能明显提高人体血红蛋白的含量，有利于心血管系统的保健，可促进产妇、病后体虚者的康复。

## 😊 紫米、黑米的神奇功效

紫米和黑米，都是国际营养协会推荐的健康食品。与普通稻米相比，黑米和紫米不仅营养丰富，且具有药用价值。紫米有补血、健脾及缓解神经衰弱等多种作用。而黑米具有益气补血、暖胃健脾、滋补肝肾等作用。

## 🍴 饮食搭配

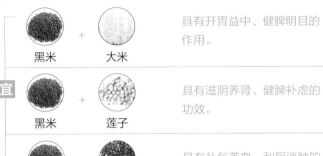

宜

黑米 ＋ 大米　具有开胃益中、健脾明目的作用。

黑米 ＋ 莲子　具有滋阴养肾、健脾补虚的功效。

黑米 ＋ 赤豆　具有补气养血、利尿消肿的功效。

# 黑米粥

**材料**

牛奶200毫升,黑米100克,白糖适量。

**做法**

1. 将黑米洗净,加入适量水,浸泡3小时左右,备用。

2. 将泡好的黑米用中火煮沸,转小火熬成粥后,加入牛奶、白糖续煮几分钟即可。

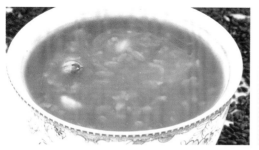

# 黑米黄豆糊

**材料**

黑米100克,黄豆50克,黑芝麻30克,核桃5颗。

**做法**

1. 黑米、黑芝麻分别洗净;黄豆洗净,浸泡备用。

2. 核桃取仁,洗净后与黑米、黑芝麻和黄豆一起放入豆浆机中,加水至上下水位线之间,按下"米糊"键,待豆浆机提示米糊煮好后倒入碗中即可。

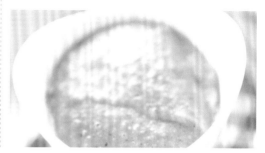

# 青豆黑米炒饭

**材料**

黑米150克,青豆20克,火腿、胡萝卜、食用油、盐各适量。

**做法**

1. 将黑米洗净,浸泡2~3小时,捞出备用;青豆洗净,浸泡30分钟左右;胡萝卜洗净,切丁;火腿切丁。

2. 将黑米、青豆放入电饭煲中,加水煮饭。

3. 锅中倒油,放入胡萝卜丁、火腿丁翻炒,倒入黑米青豆饭续炒至熟,最后加盐调味即可。

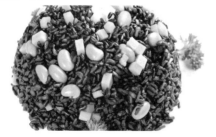

# 黑米寿司

**材料**

黑米、粳米各200克,醋、白糖、盐、海苔各适量。

**做法**

1. 将粳米和黑米分别洗净,备用。

2. 将粳米、黑米按照1:1的比例煮成米饭。

3. 根据个人口味添加醋、白糖、盐拌匀,用模具调整寿司形状,包上海苔即可。

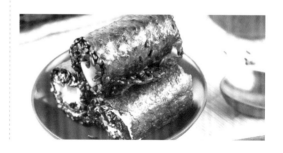

# 黍米

益气补中，除烦止渴

黍米为禾本科植物黍的种子，主要分为两种类型：秆上有毛、偏穗、种子黏者为黍；秆上无毛、散穗、种子不黏者为稷。黍米是我国主要的粮食作物，被列为五谷之一，也是补中益气的食疗佳品。

别名：糯秫、糜子米
性味：性平，味甘
原产地：中国
收获期：8~10月

谷物类

● 功效

促进消化，除热止泻，疗疮解毒。

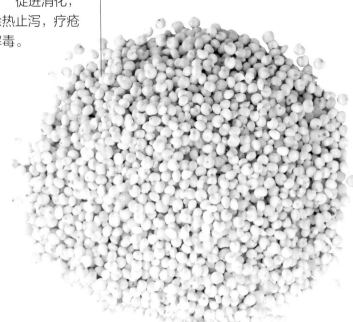

● 黍根

性热，味辛，有小毒；利尿消肿，止血。

● 黍茎

性热，味辛，有小毒；利尿消肿，止血，解毒。

😊 储存和清洗小窍门

黍米适宜放置在阴凉、通风、干燥处保存，放在密闭的坛子、罐子中可以保存更长时间。黍米清洗时要注意，切忌清洗次数过多，以免造成营养成分流失。一般来说，淘洗1~2次即可。

💗 挑选妙招

优质黍米闻起来有清香味，无其他异味。严重变质的黍米会变成粉状，碎米较多，闻起来有霉变味、酸臭味、腐败味或其他气味。选购黍米时，抓一把黍米两手轻磨，手上沾有糠面的为新黍米，若无糠面且有黄色粉状物沾在手上的，多为染色或掺假黍米。

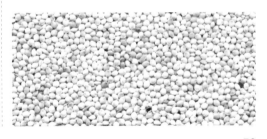

## 实用偏方

「治小儿鹅口疮」黍米50克，炒黄、炒熟，煎汤取汁，涂在鹅口疮上，每日2次。

「补肺止咳」黍米100克，核桃仁15克，将二者煮成糊粥，加冰糖内服。

「胃痛」黍米100克，煮成粥内服，每日2次。

## 营养解码

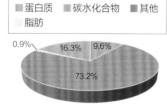

■蛋白质 ■碳水化合物 ■其他 □脂肪

0.9%
16.3%　9.6%
73.2%

黍米的营养成分

黍米含有较为丰富的蛋白质，包括醇溶蛋白、谷蛋白、球蛋白以及清蛋白，含量要比粳米高出不少。

## 膳食专家指南

一般人群皆可食用黍米，以每餐食用100克为宜。适宜体弱多病、面生疔疮、阳盛阴虚、夜不得眠、久泻的人食用，对缓解冻疮、疔疮、毒热、毒肿也有一定疗效。黍米性黏腻难消化，因此脾胃功能弱者不宜多食。

## 功效解读

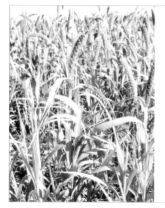

「补充营养」黍米含有碳水化合物、维生素，以及多种氨基酸，可以提供身体所需的营养物质。

「除热止泻」黍米主益气，具有和中止泻、除热解渴的功效。

「疗疮解毒」黍米可以缓解水火烫伤、烧伤，对小儿丹毒的治疗也有明显的效果。

## 黍米食品风俗

不同地域，食用黍米的方法不同。一般将黍米制成面粉，再制成油炸糕，无论逢年过节，还是男婚女嫁，都要用"油炸糕"来款待亲友和客人。传统小吃"驴打滚"就是用黍米制成的。

## 饮食搭配

 ＋
黍米　　红枣
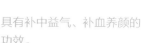
具有补中益气、补血养颜的功效。

宜
黍米　　南瓜
具有止咳止喘、利尿、润肺益气的功效。

 ＋
黍米　　玉米
具有健脾开胃的功效。

# 西式黍米水果包

**材料**

黍米粉200克，糯米粉100克，玉米淀粉、高筋面粉、白糖、黄油各50克，鸡蛋2个，牛奶、樱桃、黄桃、猕猴桃、酵母各适量。

**做法**

1. 先将酵母放入温牛奶中，再把除水果外的材料混合在一起搅拌并揉匀。

2. 烤箱放一碗水，预热90℃，关掉电源，放入盖保鲜膜的面团，发酵至2倍大，时间为40～60分钟。

3. 将面团分成小份，二次发酵，直到面皮完全没有弹性，把面团放入模具中，以170℃烤制20分钟后放上水果即可。

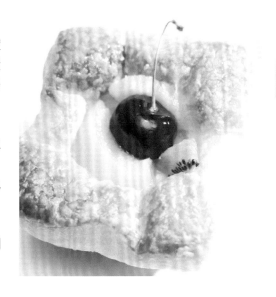

# 驴打滚

**材料**

黍米粉200克，糯米粉100克，豆沙50克，食用油、熟芝麻各适量。

**做法**

1. 将黍米粉、糯米粉放入盆中，加水搅拌、压平，放入蒸锅，用大火蒸20分钟，取出放凉。

2. 保鲜膜上涂油，放入面团，擀成薄片后放入豆沙。

3. 将面片卷成卷状，用刀切成几份，裹上熟芝麻即可。

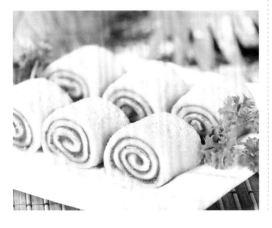

# 黍米饼

**材料**

黍米粉200克，糯米粉100克，豆沙50克，白糖、食用油各适量。

**做法**

1. 黍米粉、糯米粉加入适量水，混合均匀，揉成面团，静置半小时。

2. 揪一小块面团，压扁，放入适量豆沙，一手托住面团，另一手从四周向上推至面团包住豆沙；双手将面团拍成圆饼。

3. 油锅中下面饼，炸至两面呈金黄色，蘸白糖即可。

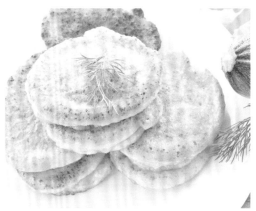

# 青稞

补中益气

青稞是禾本科大麦属的一种禾谷类作物，为大麦的变种，它与大麦的重要区别在于成熟后籽粒与内、外稃易分离。主产区居民一般将青稞作为主食原料之一，将其加工成粉来做馍、饼、面条等，成品灰黑色、口感较粗糙。藏族多将青稞制成糌粑，或去皮制成小吃"甜醅"，也用其酿制青稞酒。

别名：青稞麦、油麦
性味：性平，味咸
原产地：中国
收获期：8~9月

● 功效
润肠通便，养胃健脾。

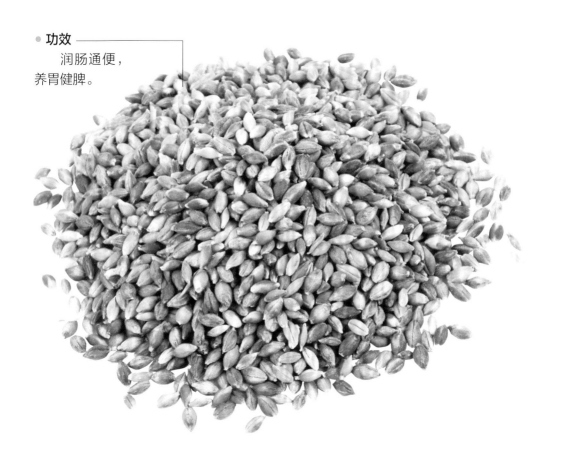

## 😊 储存和清洗小窍门

青稞适宜放置在阴凉、通风、干燥处保存，最好放在密闭的坛子、罐子中，可保存更长的时间。温度也会影响青稞的贮藏效果，低温会抑制青稞的呼吸作用，延长保存时间。清洗青稞时要注意，洗掉青稞表皮的脏物即可。切忌清洗次数过多，以免造成营养成分的流失。

## 💛 青稞酒的秘密

青稞酒在藏语中叫作"羌"，它是藏族人民最喜欢喝的酒，逢年过节、结婚、生子、迎送亲友都必不可少。举行庆典时，在银制的酒壶、酒杯、壶嘴和杯口上蘸一点酥油，这种形式叫"嘎尔坚"，意思是洁白的装饰。

## 🌾 实用偏方

「咳喘」曼陀罗3克，青稞7克。两者捣碎过筛、混合，然后加入小茴香水调成糊状服用。

「体倦乏力」将青稞炒焦为末，与蛋白一起做成小丸，每次服50丸，用盐汤送服，每日3次。

「慢性腹泻」青稞炒熟后煮成粥，每日服用2次。

## 📖 营养解码

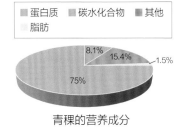

青稞的营养成分

- ■ 蛋白质
- ▨ 碳水化合物
- ■ 其他
- ▨ 脂肪

8.1%　15.4%　1.5%　75%

青稞富含特殊的β-葡聚糖，可减少肠道黏膜与致癌物质的接触，间接抑制致癌物质。

青稞是一种膳食纤维含量较高的食材，进入人类胃肠后较难被消化和吸收，但它能促进胃肠蠕动。

## 🍱 膳食专家指南

一般人群皆可食用，以每餐100克左右为宜。尤其适宜脾胃气虚、倦怠无力、腹泻便溏、糖尿病、高血压、心脑血管疾病的患者食用。

## ☺ 功效解读

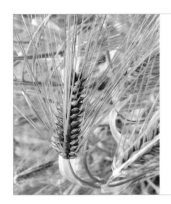

「防止便秘」青稞是麦类作物中含β-葡聚糖较高的作物，还含有丰富的膳食纤维、支链淀粉和多种维生素及微量元素等物质，可以改善食欲，促进胃肠蠕动，防止便秘等。

## ♡ 挑选妙招

优质的青稞一般籽粒长6~9毫米、宽2~3毫米，籽粒饱满、表面光滑。在购买青稞时，首先要看外观，应当选择籽粒长而饱满、大小均匀的，可以捏起几粒青稞试一试手感。若有黏腻或潮湿现象说明存放的时间过长。

## 🍴 饮食搭配

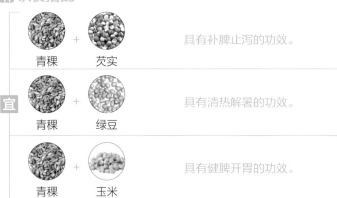

青稞 + 芡实　具有补脾止泻的功效。

宜　青稞 + 绿豆　具有清热解暑的功效。

青稞 + 玉米　具有健脾开胃的功效。

## 糌粑

**材料**

糌粑粉200克，酥油茶、葡萄干、芝麻、蜂蜜各适量。

**做法**

1. 将糌粑粉（炒熟的青稞粉）加入酥油茶、蜂蜜，捏成团。

2. 依据个人喜好再放些葡萄干、芝麻即可食用。

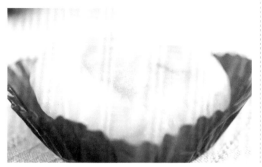

## 萝卜丝酥饼

**材料**

青稞面粉200克，白萝卜1根，白芝麻15克，鸡蛋2个，葱1棵，姜3片，香油5毫升。

**做法**

1. 白萝卜洗净切丝，葱、姜洗净切末，三者拌匀打入鸡蛋，调成馅料。青稞面粉加水和面，擀成薄皮。

2. 用面皮包馅，压成饼状，刷上香油，撒上白芝麻，放入烤箱，以170℃烤制20分钟即可。

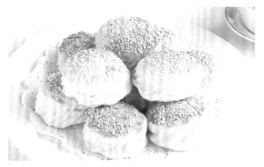

## 虾仁炒青稞面

**材料**

青稞面条200克，虾仁100克，松子仁10克，食用油、葱、姜、蒜、盐、鸡精各适量。

**做法**

1. 虾仁去虾线洗净，葱、姜、蒜洗净，去皮，切末备用。

2. 将青稞面条煮熟，过水备用。

3. 锅中放油，将葱末、姜末、蒜末炒出香味，放入虾仁爆炒，再加入青稞面条一起翻炒。出锅前撒上鸡精、松子仁即可。

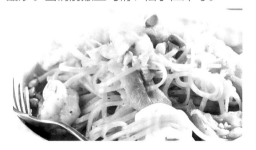

## 青稞芝麻饼

**材料**

青稞面粉200克，糯米粉100克，菜籽油、香豆末、酵母、白芝麻各适量。

**做法**

1. 将青稞粉、糯米粉混合，加入酵母用水和好，放置3小时左右。

2. 等面团发酵后，再加入菜籽油和香豆末，制成圆形饼模，裹上白芝麻。

3. 放入烤箱，170℃烤制20分钟左右即可。

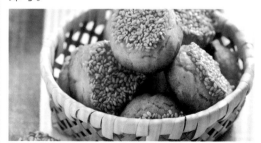

# 时蔬拌青稞面

**材料**

青稞面条300克，蒜黄50克，青菜2棵，食用油10毫升，红油2匙，盐3克，鸡精2克。

**做法**

1. 将青稞面条煮熟，捞出过凉水。
2. 蒜黄、青菜分别洗净切段，备用。
3. 锅中倒油，将蒜黄段、青菜段全部倒入锅中翻炒至熟，加盐和鸡精调味。
4. 面条与上述材料拌匀，加红油调味即可。

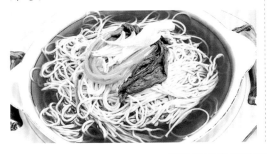

# 青稞小米粥

**材料**

青稞50克，小米150克，蔓越莓和蓝莓各20克。

**做法**

1. 小米、青稞、蔓越莓、蓝莓分别洗净，备用。
2. 锅中依次放入小米、青稞、水，煮至黏稠状。
3. 倒入蔓越莓和蓝莓，熬煮出香味即可。

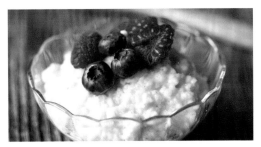

# 茄汁青稞面

**材料**

青稞面条200克，西红柿2个，香菇、黄豆芽各30克，盐5克，酱油5毫升，食用油10毫升。

**做法**

1. 将西红柿洗净，切块；香菇洗净，切丁；黄豆芽洗净；油锅烧热，放入西红柿块，炒成西红柿酱。
2. 在西红柿酱中加水，倒入香菇丁、黄豆芽，煮沸。
3. 放入青稞面条，再次以大火煮沸，加入盐、酱油调味即可。

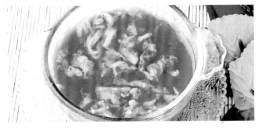

# 香肠炒青稞面

**材料**

青稞面条300克，香肠2根，洋葱、青椒各1个，姜、盐、食用油各适量。

**做法**

1. 锅中倒水，大火煮沸后放入青稞面条，煮熟捞出，过凉水。
2. 香肠切片；洋葱去皮洗净，切块；青椒洗净，切圈；姜洗净，切末。
3. 锅中倒油，油热后放入洋葱块、姜末爆香，再倒入青椒圈、香肠片翻炒，最后将青稞面条倒入，加盐翻炒至熟即可。

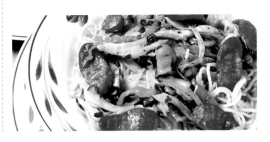

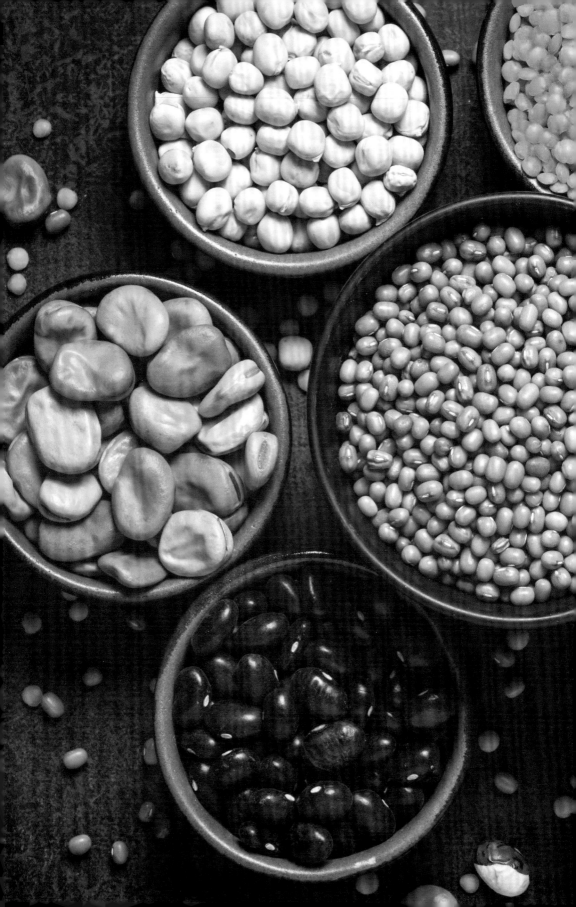

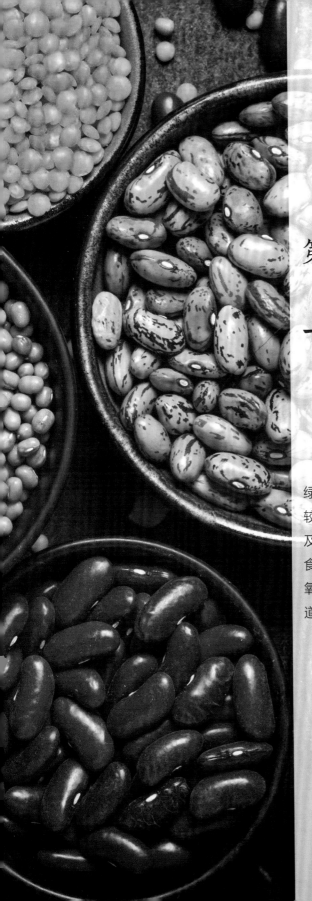

# 第三章
# 豆类、薯类

豆类、薯类食材包括黄豆、赤豆、绿豆、红薯、马铃薯等。豆类食物含有较多蛋白质、碳水化合物等，多吃豆类及豆制品，有利于人体生长发育。薯类食物含有丰富的膳食纤维，以及多种抗氧化物，多吃薯类及薯制品，有利于肠道健康。

# 黄豆

**健脾利水，宽中导滞，解毒消肿**

黄豆古称菽，在我国已有4 000多年的种植历史，素有"豆中之王"的美誉，一般被人们称为"田中之肉"，其种子含有丰富的蛋白质。黄豆不仅可以直接食用，还可以加工成其他食品，如豆腐、豆皮、豆浆等美味食材，因此深受老百姓的喜爱。豆渣或磨成粗粉的黄豆，也常用于制作禽畜饲料。

别 名：大豆、菽
性 味：性平，味甘
原产地：中国
收获期：9~10月

● **功效**
健脾利水。

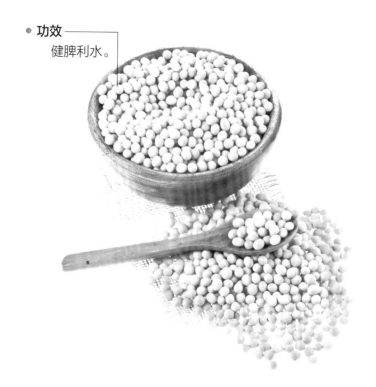

📖 **经典摘要**

《日用本草》："宽中下气，利大肠，消水胀。治肿毒。"

《本草汇言》："煮汁饮，能润脾燥，故消积痢。"

《本草纲目》："宽中下气，利大肠，消水胀肿毒。研末，调热水，涂痘后痈。"

💛 **挑选妙招**

挑选黄豆时，以色泽鲜亮有光泽、颗粒饱满、整齐均匀、无破瓣、无缺损、无虫害、无霉变、无挂丝的为优质黄豆。也可用牙咬豆粒，声音清脆且成碎粒，说明黄豆干燥。优质黄豆通常具有豆香气。

## 🌿 实用偏方

「脚气」黄豆150克，打碎煮水，泡脚即可。

「惊厥」黄豆50克，黑豆、绿豆、白扁豆各20克，加水同煮，熟后食用即可。

「胃肠积热」黄豆20克，黄豆芽50克，猪血100克，同煮汤服用，每日1次。

「疮痛肿毒」将黄豆浸泡，捣烂涂抹于患处。

## 📖 营养解码

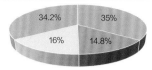

■ 蛋白质 ▨ 碳水化合物 ■ 其他
▧ 脂肪

34.2%　35%
16%　14.8%

黄豆的营养成分

黄豆适合煮、炖或制成豆制品，黄豆炒食不易消化，易引起腹胀。

## 👆 膳食专家指南

一般人群均可食用。黄豆是更年期妇女、糖尿病患者及心血管病患者的理想食品，脑力工作者和减肥者也很适合食用。但黄豆在消化吸收过程中会产生过多的气体，容易造成腹胀，故有慢性消化道疾病的人应尽量少食。

## 😊 功效解读

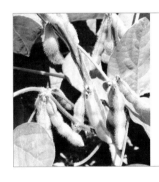

「强肝护心」黄豆所含的卵磷脂可除掉附着在血管壁上的胆固醇，防止血管硬化，预防心血管疾病，保护心脏，还具有防止肝脏内积存过多脂肪的作用，从而有效预防因肥胖而引起的脂肪肝。

「提高免疫力」黄豆中含有丰富的蛋白质，可以提升人体免疫力，是身体虚弱者的补益佳品。

## 😊 储存和清洗小窍门

黄豆的常用储存方法是将其用保鲜袋密封后，放入冰箱中进行冷藏保存，可靠且非常方便。清洗黄豆时，可先用凉水清洗两遍，再用温水浸泡半小时左右，清除掉灰尘即可。

## 🍽 饮食搭配

宜

黄豆 + 粳米

适用于单纯性消化不良。

黄豆 + 鲫鱼

具有健脾祛湿、通乳养颜的功效。

# 黄豆煨猪蹄

**材料**

猪蹄2只，黄豆100克，花椒、八角、料酒、酱油、盐、香菜末、葱花、姜片、蒜末各适量。

**做法**

1. 黄豆洗净，浸泡过夜备用；猪蹄洗净，剁块。

2. 葱花、姜片、蒜末、花椒、八角、料酒冷水入锅，再放入猪蹄块。

3. 大火将水煮沸后，加入黄豆，转小火炖煮至猪蹄软烂，放入盐、酱油调味，出锅前撒上香菜末即可。

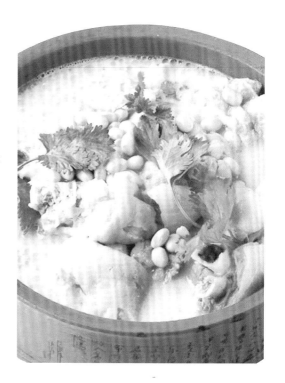

# 黄豆蒸南瓜

**材料**

黄豆、南瓜各100克，香油、姜片、蒜末、盐各适量。

**做法**

1. 黄豆洗净，浸泡过夜备用。

2. 南瓜洗净，去皮切条，将南瓜条和黄豆摆盘，并放入蒜末，放入蒸锅内蒸15分钟左右。

3. 出锅前撒上盐、淋香油即可。

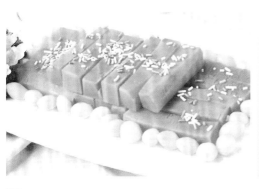

# 蜜枣黄豆牛奶

**材料**

黄豆20克，干蜜枣15克，鲜牛奶、冰糖、蚕豆各适量。

**做法**

1. 将干蜜枣、黄豆洗净，用温水泡软备用。

2. 将蚕豆用开水煮熟，剥掉外皮，切丁备用。

3. 将黄豆、干蜜枣、鲜牛奶、蚕豆丁放入果汁机内搅碎2分钟，倒入杯中，加入冰糖即可。

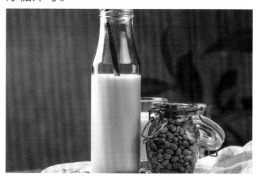

# 健康黄豆 制品一览

## 豆腐

豆腐素有"植物肉"的美誉，营养丰富，含有铁、钙等人体必需的微量元素，以及优质蛋白，且豆腐的消化吸收率高，经常食用，可起到补中益气、清热润燥的作用。

## 腐竹

腐竹有浓郁的豆香味，同时还具有其他豆制品所不具备的独特口感。从营养的角度来说，腐竹营养配比比较均衡，营养素密度高。

## 豆浆

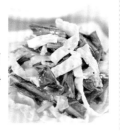

豆浆有"植物奶"的美誉，经常食用，有补虚润燥的功效。

## 豆腐脑

豆腐脑，是利用大豆蛋白制成的高营养食品。豆腐脑除了含有大量蛋白质，还可提供人体多种维生素和矿物质。

## 豆腐皮

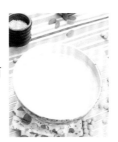

豆腐皮营养丰富，蛋白质含量高，还含有大量卵磷脂，可预防心血管疾病。

## 素鸡

素鸡以素仿荤，口感和味道与鸡肉相似，风味独特。素鸡中蛋白质含量高，营养价值非常高。

## 豆豉

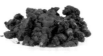

豆豉是以黄豆为主要原料，利用毛霉、曲霉或者细菌蛋白酶的作用，分解大豆蛋白质，再以加盐、加酒、干燥等方法，抑制酶的活性，延缓发酵过程而制成。豆豉作为家常调味品，适合烹饪鱼肉时解腥调味。

## 黄豆酱

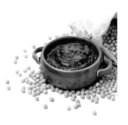

黄豆酱保留了大豆固有的营养成分，使用黄豆、纯净水、小麦粉、盐等食材经过石窖技术酿制而成。

# 赤豆

**利水消肿，解毒排脓**

赤豆的原产地在中国。它的主要成分为碳水化合物与蛋白质，同时，它还是美容润肤、滋补气血的良好食材，具有改善四肢末端冰冷的功效。

别名：红小豆、赤小豆
性味：性平，味甘、酸
原产地：中国
收获期：8~9月

● **功效**
利水消肿，清热解毒。

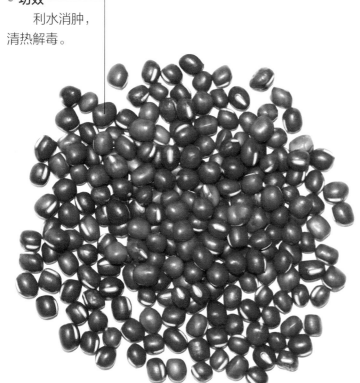

● **赤豆叶**
性平，味甘，无毒；固肾缩尿，明目，止渴。

● **赤豆花**
性平，味辛，无毒；解毒消肿，行气利水，明目。

## 经典摘要

《本草纲目》："消热毒，散恶血，除烦满，通气，健脾胃，令人美食。捣末同鸡子白，涂一切热毒痈肿。煮汁，洗小儿黄烂疮，不过三度(权)。缩气行风，坚筋骨，抽肌肉。久食瘦人(士良)。散气，去关节烦热，令人心孔开。"

《名医别录》："疗寒热热中消渴，止泄痢，利小便，下腹胀满，吐逆卒。"

## 挑选妙招

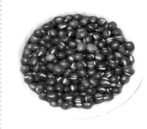

一般以颗粒均匀、色泽红润、光泽饱满、皮薄、有豆香气者为佳品。要挑选品质优良的赤豆，最好在商品流动率较大的商店购买。购买时宜选择干燥的赤豆，可储存较长时间，虫蛀、发霉等情况较少发生。

## 实用偏方

「麻疹」赤豆、绿豆、黑豆、甘草各适量。豆类共煮熟，晒干，与甘草同研成细粉，以温水冲服。

「乳汁不通」赤豆50克，大米适量。煮粥共食，每日2次。

「产后水肿」赤豆100克，煮烂食用，每日2次，连续服用，效果更佳。

## 营养解码

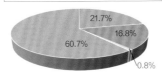

- 蛋白质
- 碳水化合物
- 其他
- 脂肪

21.7%
16.8%
60.7%
0.8%

赤豆的营养成分

赤豆含有丰富的蛋白质、维生素等营养物质。脾胃虚寒者慎用。

## 膳食专家指南

赤豆，一般人群均可食用。因其具有利水消肿的功效，所以尤其适合水肿者、哺乳期女性食用。赤豆宜与其他谷类食品混合食用，一般制成豆沙包、豆饭或豆粥。但需要注意的是，赤豆利尿，故尿频者应少吃。阴虚无湿热者及小便清长者应忌食。

## 功效解读

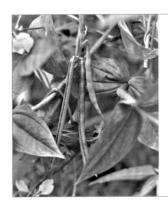

「解毒醒酒」由于赤豆具有较强的解毒作用，可以用来缓解宿醉。

「抗菌杀菌」赤豆对福氏痢疾杆菌、金黄色葡萄球菌及伤寒杆菌都具有显著的抑制作用。

「利尿通便」赤豆中含有较多钾元素和膳食纤维，钾元素可以抑制肾脏的重吸收，达到利尿消肿的功效；膳食纤维可以促进胃肠蠕动，改善便秘等症状。

## 储存和清洗小窍门

储存赤豆需要先除去其中的杂质，并晒干，装入塑料袋中，再放入一些剪碎的干辣椒，密封起来。将密封好的塑料袋放置在干燥、通风处。此方法可以起到防潮、防霉、防虫的作用，能使赤豆保持一年不坏。赤豆一般用清水冲洗2~3遍即可，无须过多清洗。

## 饮食搭配

宜

赤豆 + 南瓜

具有消肿利尿、瘦身的功效。

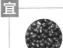 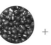  

赤豆 + 薏米 + 莲子

具有润燥除热、改善头晕的功效。

# 赤豆燕麦粥

**材料**

赤豆、燕麦片各10克，冰糖15克，枸杞子5克。

**做法**

1. 赤豆洗净，浸泡3小时备用。

2. 锅中倒水，加赤豆煮沸，转小火煮至半开状。

3. 放入燕麦片、冰糖，继续煮至豆烂粥稠，撒入少许枸杞子即可。

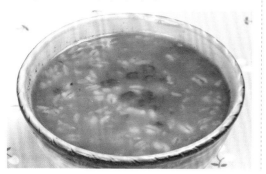

# 赤豆雪蛤

**材料**

赤豆、雪蛤各20克，椰汁50毫升，冰糖适量。

**做法**

1. 将雪蛤泡发，放入沸水中焯熟。

2. 赤豆洗净入锅，加水、冰糖，煮50分钟后盛出。

3. 将焯熟的雪蛤倒在上面，入蒸锅隔水蒸30分钟左右，放入椰汁调匀即可。

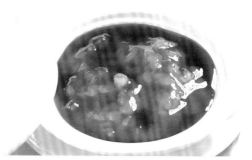

# 百合赤豆甜汤

**材料**

赤豆、百合各50克，白糖适量。

**做法**

1. 赤豆洗净，放入碗中，浸泡3小时左右，备用。

2. 赤豆入锅，加水煮沸，转小火煮至半开状。

3. 百合削去瓣边的老硬部分，洗净，入锅续煮5分钟左右，直至汤变黏稠即可。加白糖调味，搅拌均匀即可。

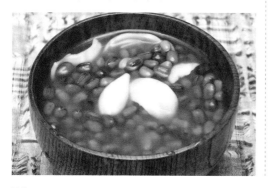

# 赤豆香蕉酸奶

**材料**

赤豆50克，香蕉15克，蜂蜜、酸奶、冰糖各适量。

**做法**

1. 将赤豆洗净泡发，入锅煮至软烂，备用；香蕉去皮捣烂备用。

2. 将熟赤豆、香蕉泥、蜂蜜、酸奶放入榨汁机内搅打2分钟。

3. 倒入杯中加适量冰糖拌匀即可。

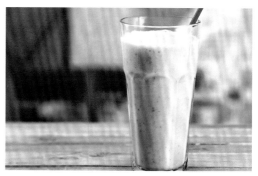

# 黑豆

## 活血利水，祛风解毒，健脾益肾

黑豆素有"豆中之王"的美称，原产自中国东北，具有高蛋白、低热量的特性，是一种营养价值很高的食用豆类，深受人们的喜爱。黑豆中微量元素的含量很高，在农耕社会，人们发现牲畜食用黑豆后，相较之前有力、抗病能力强，所以，黑豆也常常作牲畜饲料。

别名：乌豆、马料豆
性味：性平，味甘
原产地：中国
收获期：7~10月

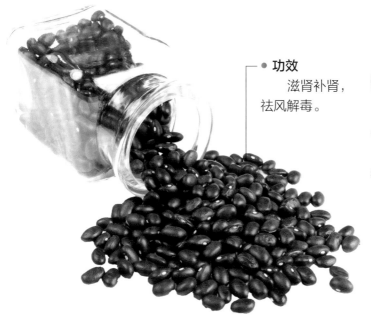

● 功效
　　滋肾补肾，祛风解毒。

● 黑豆叶
　　性平，味甘，无毒；治蛇咬，治血淋。

## ➕ 经典摘要

《肘后备急方》："治消渴，乌豆置牛胆中阴干百日，吞之。"

《延年秘录》："服食黑豆，令人长肌肤，益颜色，填精髓，加气力。"

《本草拾遗》："主风痹，瘫痪、口噤、产后诸风。"

## ♡ 挑选妙招

优质黑豆大而圆润，黑而有光泽，无虫蛀，无异味。挑选黑豆时要以颗粒饱满、不干瘪、外观黑者为佳。新鲜的黑豆上附着一层白霜，掰开，里面呈乌青色。购买黑豆，可到商品流动率较大的超市选购。

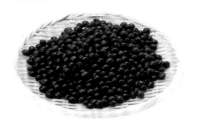

## 🌾 实用偏方

「肾虚盗汗」黑豆、小麦各30克，莲子10克，水煎服，每日1次。

「高血压」黑豆200克，醋500毫升。将黑豆洗净浸入醋中1周后，每日嚼服30粒。

「小儿夜尿」黑豆100克，猪肉50克，两者同煮，煮烂即可食用。

「头昏眼花」黑豆50克，菊花和枸杞子各15克，煎汤取汁服用。

## 📃 营养解码

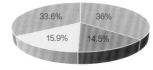

■ 蛋白质　■ 碳水化合物　■ 其他
— 脂肪

33.6%　36%
15.9%　14.5%

黑豆的营养成分

黑豆不饱和脂肪酸含量高，吸收率高达95%以上。其所含的植物固醇能起到抑制人体吸收胆固醇的作用。

黑豆含有丰富的卵磷脂以及异黄酮，这两样物质都能和胆固醇发生结合或者干扰胆固醇合成途径。

## 📱 膳食专家指南

黑豆，一般人群均可食用。尤其适宜脾虚水肿、脚气、体虚、小儿盗汗、自汗者，可缓解热病后出虚汗等症。此外，黑豆也适宜妊娠腰痛、腰膝酸软、白带频多、产后中风、四肢麻痹者食用。需要注意的是，痛风患者和肾病患者不宜多食，以免对身体产生不良影响。儿童及胃肠功能不良者不宜多吃。

## 😊 功效解读

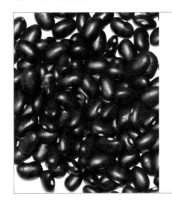

「活血解毒」黑豆营养丰富，含有大量维生素、蛋白质和矿物质，可以软化血管，降低血液黏稠度，治疗痈肿疮毒、小儿丹毒等。

「补肾」黑豆属水，性寒，为肾之谷，可以滋肾阴，改善烦渴、盗汗、肾虚遗尿等症状。

「美容养颜」黑豆皮内含有花青素，花青素是抗氧化剂的来源，能清除体内自由基，尤其是在胃的酸性环境下抗氧化效果更好，具有养颜美容、促进胃肠蠕动的作用。

## 😊 储存和清洗小窍门

贮存黑豆一定要控制好温度，一般以低于16℃为宜。也可以将黑豆放到密封的罐子里，将密封好的罐子放置在干燥、通风处。此法可以起到防潮、防霉、防虫的作用，能使黑豆保持长时间不变质。清洗时去除浮皮脏污及杂质即可。

## 🍴 饮食搭配

 +

黑豆　　排骨　　具有补肾活血、补钙的功效。

宜

 +

黑豆　　高粱　　具有顺气益肾、止泻的功效。

# 黑豆桂圆汤

**材料**

黑豆、糙米各30克，红枣5颗，桂圆15克，白糖适量。

**做法**

1. 红枣洗净，去核。

2. 黑豆、糙米洗净，浸泡备用。

3. 黑豆、糙米、红枣、桂圆依次入锅，加水煮沸后，转小火续煮30分钟，再用滤网滤出汤汁，放入白糖当茶饮即可。

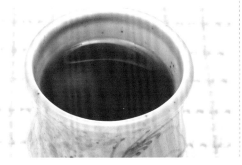

# 黑豆糯米粥

**材料**

黑豆30克，糯米60克，白糖或蜂蜜适量。

**做法**

1. 黑豆洗净，浸泡3小时；糯米洗净，备用。

2. 锅中倒水，放入黑豆、糯米，大火煮沸后，转小火煮至豆烂粥稠。

3. 粥熟后加白糖或蜂蜜调味即可。

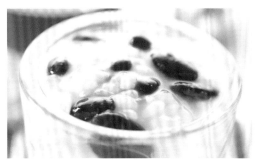

# 巴戟天黑豆鸡汤

**材料**

巴戟天15克，黑豆100克，鸡腿1只，盐、胡椒粒各适量。

**做法**

1. 将鸡腿洗净切块，放入沸水中焯烫，去除血水。

2. 黑豆洗净，与鸡腿块、巴戟天、胡椒粒一起放入锅中，加水至没过所有材料。

3. 用大火煮沸，再转小火续煮约40分钟，煮熟时加入盐调味即可。

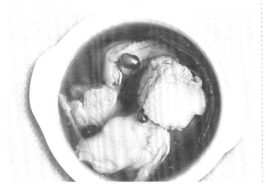

# 黑豆凉糕

**材料**

黑豆500克，白糖100克，琼脂12克，冰糖、青梅各适量。

**做法**

1. 将黑豆磨去皮，再磨成粗粉，加入白糖和适量水拌匀，上笼蒸熟。

2. 琼脂加适量水调和，倒入蒸熟的黑豆粗粉中，放入适量冰糖，冷却后放入冰箱冻成糕，加青梅装饰即可。

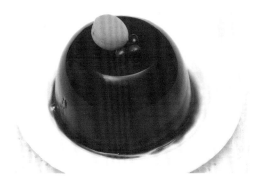

# 豇豆

**健脾利湿，补肾涩精**

豇豆亦称黑眼豆，因富含易被人体消化吸收的优质植物蛋白，素有"蔬菜中的肉食品"的美称。豇豆一般分为长豇豆和矮豇豆两种。豇豆对动脉硬化、高血压、糖尿病、水肿、消化不良、便秘等都有较好的缓解作用。

别名：角豆、姜平、带豆
性味：性平，味甘
原产地：中国
收获期：5~6月

● **功效**

健脾补肾，润肠通便。

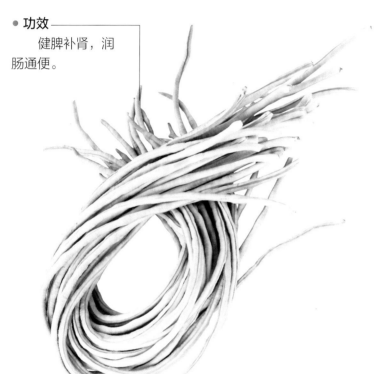

● **豇豆叶**

性平，味甘，无毒；利小便，治淋证。

● **豇豆根**

性平，味甘，无毒；主健脾益气，消食。

## 储存和清洗小窍门

豇豆可以直接放入冰箱冷藏，适宜储存的温度为3~5℃，3℃以下会出现冻害。发生冻害时，豇豆表面会出现水浸状斑点，并且开始腐烂，腐烂范围会逐渐扩大。一般将豇豆放入袋子中密封保存，放在通风、干燥处即可。

清洗豇豆时要多冲洗几次，然后浸泡于淡盐水中，再冲洗一遍，这样可以去除残留的农药。翻炒豇豆之前可以用沸水烫一下，这不仅可以去除农药残留，还可以让豇豆尝起来脆嫩可口。

## 经典摘要

《滇南本草》："治脾土虚弱，开胃健脾。"

《本草纲目》："理中益气，补肾健胃，和五脏，调营卫，生精髓。止消渴，吐逆，泄痢，小便数。解鼠莽毒。"

《本草从新》："散血消肿，清热解毒。"

《医林纂要》："补心泻肾，渗水，利小便，降浊升清。"

《四川中药志》："滋阴补肾，健脾胃，消食。治食积腹账，白带，白浊及肾虚遗精。"

### 🌿 实用偏方

「食积腹胀」豇豆适量，细嚼咽下或捣烂冷水送服。

「小便不利」长豇豆200克，空心菜100克。二者加水煎汤服用。

「蛇咬伤」豇豆、山慈菇、樱桃叶、黄豆叶各适量，捣烂外敷。

「盗汗」豇豆100克，冰糖50克。二者水煎服即可。

### 📋 营养解码

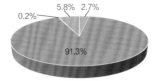

- ■ 蛋白质　■ 碳水化合物　■ 其他
- □ 脂肪

0.2%　5.8%　2.7%

91.3%

豇豆的营养成分

豇豆宜煮烂食用，气滞便结者禁食。

豇豆含有易于消化吸收的优质蛋白质，适量的碳水化合物及多种维生素、微量元素，可补充机体的营养。

### 🔑 膳食专家指南

豇豆，一般人群均可食用，尤其适宜糖尿病、肾虚、尿频、遗精及一些妇科功能性疾病患者食用，豇豆多食则性滞，故气滞便结者应慎食。豇豆与粳米一起煮粥营养丰富，但一次不要吃太多，以免引起腹胀。豇豆的嫩叶也可作为蔬菜食用，清香可口。

### ☑ 功效解读

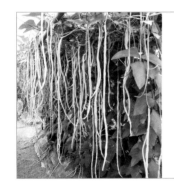

「健脾补肾」豇豆可以治疗脾土虚弱，对尿频、遗精及一些妇科疾病有辅助改善的功效。

「润肠利便」豇豆中富含B族维生素，能维持正常的消化腺分泌，促进胃肠道蠕动，从而抑制胆碱酯活性，有效帮助消化，增进食欲，缓解便秘。

### 🙂 豇豆品种简介

豇豆主要分为蔓生型和矮性型两种，蔓生型主要指长豇豆，这种品种的豇豆需要依靠架子生长。矮生型豇豆是比较难种植的，这种豇豆一般比较矮小，可以直接种植在土壤里，不需要架子。

### 🍴 饮食搭配

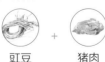

**宜**

| 豇豆 | + | 猪肉 | 具有健脾益肾、补血的功效。 |
|---|---|---|---|
| 豇豆 | + | 大米 | 具有益气健脾、消肿利尿的功效。 |
| 豇豆 | + | 玉米 | 具有补脾益胃的功效。 |

# 豇豆包

**材料**

豇豆500克，去皮五花肉300克，面粉200克，酵母5克，葱花、姜末、蒜末、干贝、生抽、料酒、盐、香油各适量。

**做法**

1. 五花肉剁碎，加适量葱花、姜末、蒜末、盐、生抽、料酒、香油搅拌成馅；干贝用料酒泡2小时，上锅蒸软，剁碎后放入肉馅里拌匀。

2. 豇豆洗净，煮熟后捞出沥干，切碎，拌入肉馅中调匀。

3. 酵母、面粉混合后加水揉成面团，分成剂子发酵后擀成圆皮，放入馅料包好。

4. 蒸笼上放入包子生坯，隔水蒸约15分钟即可。

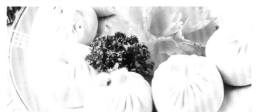

# 豇豆水饺

**材料**

猪肉馅300克，豇豆200克，面粉500克，姜末、葱末各适量，酱油5毫升，鸡精3克，五香粉5克。

**做法**

1. 在肉馅中加入姜末、葱末、酱油、鸡精和五香粉，搅拌均匀至上劲。

2. 豇豆洗净，焯水后捞出切碎，与肉馅拌匀。

3. 面粉加水揉成面团，分成剂子后擀成圆皮，放入馅料包好。

4. 锅中加水煮沸，放入饺子，煮熟后装盘即可。

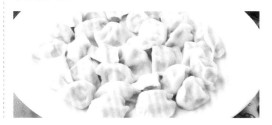

# 姜汁豇豆

**材料**

豇豆300克，姜、醋、盐、鸡精、酱油、香油各适量。

**做法**

1. 豇豆洗净，切段，放入沸水锅焯烫后捞起，晾凉。

2. 姜洗净，去皮切末，加盐、鸡精、香油、酱油、醋调成料汁，倒在豇豆段上，拌匀后装盘即可。

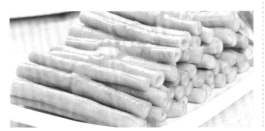

# 豇豆豆沙饼

**材料**

豇豆100克，面粉100克，豆沙50克，鸡蛋2个，食用油、白糖适量。

**做法**

1. 豇豆洗净，切丁。

2. 将豇豆丁打成泥，加适量水搅拌，备用。

3. 鸡蛋打散，加面粉拌匀，调成蛋糊，加入豇豆泥后，放入豆沙和白糖继续拌匀。

4. 锅中放油，油热后倒入面糊摊成圆饼状，两面煎熟即可。

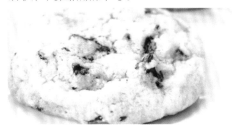

# 扁豆

**健脾益气，化湿消暑**

扁豆营养丰富，膳食纤维含量很高。其种类丰富，有虎豆、花扁豆、白花豆、紫花豆等。扁豆种子为滋补佳品，可做各类菜肴。

别名：白扁豆、峨眉豆
性味：性微温，味甘
原产地：南美洲
收获期：7~9月

● **功效**
健脾化湿。

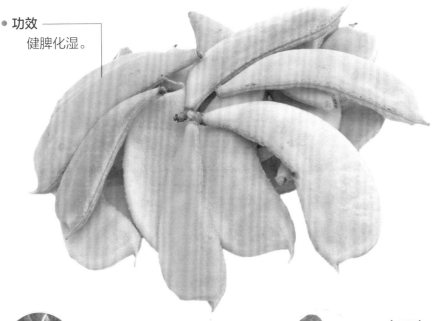

● **扁豆花**
性平，味甘，无毒；治月经不调、赤白带下。

● **扁豆叶**
性平，味辛、甘，无毒；可用于治疗霍乱、下泻。

## 经典摘要

《药性辨疑》："扁豆，专清暑，故和中而止霍乱；极补脾，故治痢而蠲脓血，消水湿，治热泄。"

《本草纲目》："硬壳白扁豆，其子充实，白而微黄，其气腥香，其性温平，得乎中和，脾之谷也。入太阴气分，通利三焦，能化清降浊，故专治中宫之病，消暑除湿而解毒也。软壳及黑鹊色者，其性微凉，但可供食，亦调脾胃。"

《本草经疏》："扁豆患寒热者不可食。盖指伤寒寒热，外邪方炽，不可用此补益之物耳。如脾胃虚及伤食劳倦发寒热者，不忌。"

## 挑选妙招

挑选扁豆，应该选厚实、豆大、硬实的，并且掰开时横断面可见荚果壁充实，豆粒与荚壁间没有空隙，撕扯两边筋丝很少，这样的扁豆口

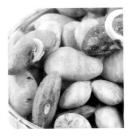

感较好。如果要炒扁豆，一般选择较嫩的扁豆，挑选扁豆还要注意看清是否有虫蛀现象。

## 🌿 实用偏方

「百日咳」扁豆10克，红枣10颗。二者水煎服，连续3日。

「小便不利」扁豆30克，香薷15克。二者加水煎服，分2次服。

「中暑」扁豆叶适量。扁豆叶捣汁，冲开水服用。

「呕吐」扁豆50克。晒干研成细末，每次10克，米汤送服；呕吐严重者，可搭配黄连粉，饭前温水送服。

## 📋 营养解码

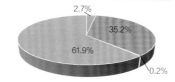

■ 蛋白质　▨ 碳水化合物　■ 其他
▨ 脂肪

2.7%
35.2%
61.9%
0.2%

扁豆的营养成分

扁豆的种皮，又称扁豆衣，可健脾化湿，治疗暑湿内蕴。

## 🥄 膳食专家指南

扁豆，一般人群均可食用。特别适宜脾虚便溏、饮食减少、慢性久泄、脾虚带下、小儿疳积（单纯性消化不良）者食用。由于扁豆的营养成分容易释出在汤汁内，因此食用时汤汁千万不要浪费。

## 🎁 功效解读

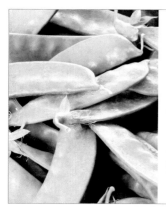

「健脾益胃」扁豆对于脾胃虚弱导致的食欲不振、消化不良、恶心、呕吐等症状具有很好的改善作用。

「健脾化湿」扁豆对体倦乏力、暑湿为患、脾胃不和、脾虚带下等症有一定的食疗效果。

注意：扁豆中含有血细胞凝集素，若生食或食用未熟的扁豆，容易引发中毒，严重者可导致死亡，因此扁豆一定要制熟后方可食用。

## 😊 贮存窍门

将扁豆装入食品袋里，放入冰箱冷藏即可。需要注意的是，在低温储存时，扁豆虽能保持很好的外观，但一周后取出烹调，会有异味产生，这种味道随储存日期增加而变浓。如果储存时间过长，扁豆表面就会开始产生斑点，营养价值也会降低。因此，扁豆最好现买现吃，不宜储存太长时间。

## 🍴 饮食搭配

宜

扁豆　+　豆腐

具有清热润燥、健脾的功效。

扁豆　+　鸭肉

具有养胃益肾、滋阴补虚的功效。

扁豆　+　大米

具有化湿消暑、补虚止泻的功效。

# 扁豆炒豆干

**材料**

红辣椒1个，扁豆300克，豆干200克，黄豆、百合、盐、花椒、食用油各适量。

**做法**

1. 豆干洗净，入油锅炸大约1分钟后，捞出切片；黄豆泡发后煮熟。

2. 百合洗净，焯熟后捞出沥干；扁豆洗净切段；红辣椒去籽去蒂，洗净切片。

3. 油锅烧热，放入花椒爆香，再放入扁豆段和豆干片翻炒，依次加红辣椒片、黄豆、百合、盐继续翻炒至熟即可。

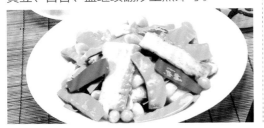

# 清炒扁豆

**材料**

扁豆500克，盐、鸡精各3克，生抽5毫升，食用油适量。

**做法**

1. 将扁豆洗净，择去两头。

2. 锅中加水煮沸，放入扁豆焯至七分熟，捞出沥干。

3. 锅中加油烧热，倒入扁豆后加盐翻炒，扁豆炒熟后加入生抽、鸡精调味即可。

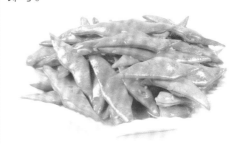

# 扁豆焖面

**材料**

扁豆200克，猪瘦肉100克，面条250克，葱末、蒜末、盐、酱油、食用油各适量。

**做法**

1. 扁豆洗净，切段；猪瘦肉洗净，切片。

2. 食用油倒入锅中加热，放入葱末炝锅，放猪瘦肉片炒至变色后放入扁豆段，翻炒片刻后倒入凉水至没过扁豆段。倒入酱油拌匀，盖上锅盖将扁豆多焖片刻。

3. 水开后盛出汤汁，转小火，把一半面条铺在扁豆段上，淋上油后再铺上剩余面条，浇上汤汁焖熟即可。

4. 待汤汁收干后，撒上蒜末拌匀，最后撒盐调味即可。

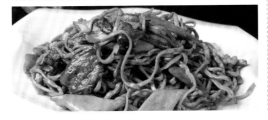

# 水果扁豆糕

**材料**

干扁豆500克，糯米粉150克，白糖100克，猪油、草莓、葡萄、杨梅、圣女果各适量。

**做法**

1. 干扁豆洗净浸泡，入沸水中焯熟，捞出碾成泥；草莓、葡萄、杨梅和圣女果分别洗净沥干，备用。

2. 待扁豆泥冷却后加入糯米粉、白糖和少量猪油拌匀，用中火隔水蒸约10分钟，待扁豆糕冷却后切块，放上水果即可。

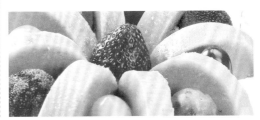

# 绿豆

## 清热解毒，消暑利水

绿豆含有丰富的矿物质和维生素，在高温环境中以绿豆汤为饮品，可以及时补充丢失的营养物质，起到清热解暑的作用。将绿豆洗净浸泡，并不断换水，遮光发芽，可制成豆芽菜。绿豆全株还是很好的夏季绿肥。

别名：青小豆

性味：性凉，味甘

原产地：印度、缅甸

收获期：7~9月

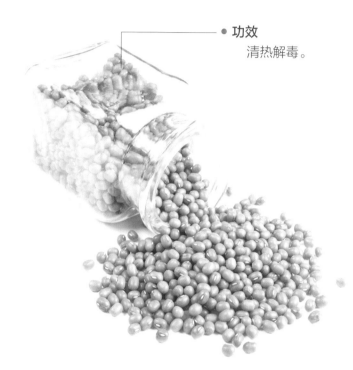

● **功效**
清热解毒。

● **绿豆花**
性寒，味甘；可解酒。

● **绿豆叶**
性寒，味苦；可以治疗霍乱、吐泻。

## 📋 经典摘要

《本草经疏》："绿豆，甘寒能除热下气解毒。阳明客热则发出风疹，以胃主肌肉，热极生风故也，解阳明之热，则风疹自除。胀满者，湿热侵于脾胃也，热气奔豚者，湿热客于肾经也，除湿则肿消，压热则气下，益脾胃而肾邪亦自平也。"

《本草纲目》："绿豆，消肿治疽之功虽同赤豆，而压热解毒之力过之。且益气、厚肠胃、通经脉，无久服枯人之忌。但以作凉粉，造豆酒，或偏于冷，或偏于热，能致人病，皆人所为，非豆之咎也。绿豆肉平、皮寒，解金石、砒霜、草木一切诸毒，宜连皮生研，水服。"

## ❤ 挑选妙招

挑选绿豆时，主要观察绿豆的颜色。绿豆颜色主要有青绿、黄绿、墨绿三大类，种皮分有光泽（明绿）和无光泽（暗绿）两种，其中以浓绿而富有光泽、粒大整齐、形圆、煮之易酥者品质最好。在挑选绿豆的时候，可以向绿豆哈一口热气，然后立即嗅气味，优质绿豆具有正常的清香味，无异味。

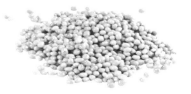

## 🌿 实用偏方

「中暑」绿豆100克，金银花30克，先将绿豆煮熟后再加入金银花同煮，吃豆喝汤。

「醉酒」绿豆50克，甘草20克，煎煮后加适量红糖饮服。

「乳疮」绿豆50克，研末，每次9克，温水冲服。

## 📋 营养解码

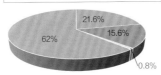

■ 蛋白质　■ 碳水化合物　■ 其他
□ 脂肪

21.6%

15.6%

62%

0.8%

绿豆的营养成分

绿豆中含有丰富的蛋白质，主要为球蛋白类。

## 👆 膳食专家指南

绿豆老少皆宜，一年四季均可食用。但是绿豆性凉，脾胃虚弱者不宜多吃。未煮烂的绿豆腥味强烈，食后易恶心、呕吐，因此绿豆一定要煮熟再食用。

夏天在高温环境工作的人出汗多，水液损失很大，体内的水电解质平衡遭到破坏，用绿豆煮汤能够清暑益气、止渴利尿，不仅能补充水分，而且能及时补充矿物质，对维持身体中水电解质平衡有着重要意义。

## 🛡 功效解读

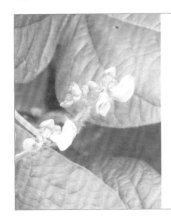

「抗过敏」绿豆含有抗过敏的有效成分，可缓解荨麻疹等病症。

（附品）绿豆芽：性凉，味甘。入胃、三焦经，具有清热、解毒的作用，用于热毒或酒毒所致的心烦口渴及口舌生疮等。

## 😊 贮存和清洗小窍门

准备一张纸巾，在纸巾上放干花椒，之后将纸巾包裹起来并封口，放进装有绿豆的袋子中，将口扎紧，放在阴凉通风处保存即可。一般清洗绿豆1～2遍，淘去杂质即可。

## 🍴 饮食搭配

**宜**

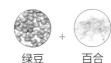

绿豆　+　百合

具有清热润肺、消暑生津的功效。

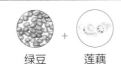

绿豆　+　莲藕

具有清热、滋补、开胃的功效。

85

# 绿豆豆沙包

**材料**

面粉600克，绿豆沙500克，桂花酱、白糖、食用碱、酵母各适量。

**做法**

1. 将面粉放入盆内，加入适量水及酵母和成面团，发酵后加入食用碱、白糖，揉匀后分成大小相同的剂子；将剂子擀成面皮，包入绿豆沙、桂花酱，捏成包子生坯即可。

2. 将包子生坯放入笼屉中，用大火隔水蒸熟即可。

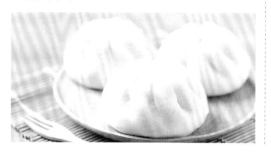

# 绿豆糕

**材料**

绿豆面300克，糖桂花25克，蜂蜜120毫升，香油3毫升，白糖适量。

**做法**

1. 将白糖、蜂蜜、糖桂花和香油放入绿豆面中，拌匀。

2. 将拌匀后的绿豆面上锅隔水蒸25分钟，晾凉压碎。

3. 将压碎的绿豆面搓成面团后放入模具中压实，将模具扣在盘子中，轻轻推压把手，把绿豆糕抠出摆盘即可。

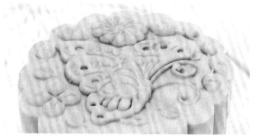

# 绿豆薏米粥

**材料**

绿豆100克，大米200克，薏米20克，白糖适量。

**做法**

1. 将绿豆、大米、薏米分别洗净，沥干备用。

2. 将绿豆、大米、薏米加入锅中以大火煮沸，转小火煮至豆烂粥稠。

3. 依据个人口味，加入适量白糖搅拌均匀即可。

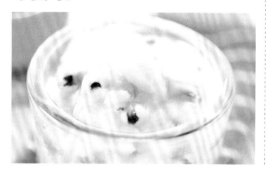

# 清爽绿豆饮

**材料**

绿豆200克，莴笋50克，冰糖适量。

**做法**

1. 将绿豆洗净泡发，放入高压锅中，加入适量水，煮15分钟左右。

2. 将莴笋洗净，去皮，切成菱形块，与煮烂的绿豆一起放入榨汁机中，加入适量清水，打成浆。

3. 过滤打好的绿豆浆，放入冰糖即可。

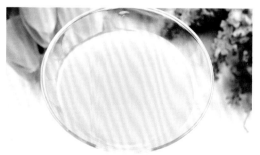

# 蚕豆

**健脾利湿**

蚕豆又称胡豆、罗汉豆，为一年生豆科草本植物，是豆类蔬菜中重要的食用豆之一，起源于西亚、南亚和北非。相传西汉时期由张骞自西域引入中国。蚕豆既可以炒菜、凉拌，又可以制成各种小食品，食用较普遍。蚕豆的蛋白质含量较高，还富含矿物质、维生素等。

别　名：胡豆、罗汉豆、佛豆、川豆
性　味：性平，味甘
原产地：西亚、南亚和北非
收获期：4~6月

● **蚕豆叶**

性温，味苦、微甘；可止血。

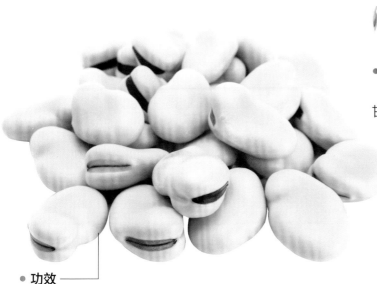

● **功效**

健脾益胃，利水消肿。

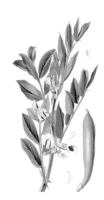

📋 **经典摘要**

《食物本草》："快胃，和脏腑。"

《本草从新》："补中益气，涩精，实肠。"

《湖南药物志》："健脾，止血，利尿。"

💗 **挑选妙招**

蚕豆根据用途不同，分为粮用和菜用两种。如果作为蔬菜食用，应该挑选颗粒大而种仁饱满，种皮白绿色，无发黑、虫蛀和污点者；而粮用的一般挑选褐色种皮的为好。如果蚕豆豆荚呈黑褐色，种脐呈黄黑色，说明已经老熟。

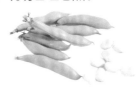

豆类、薯类

## 实用偏方

「便秘」蚕豆50克，煎煮后空腹吃。

「水肿」蚕豆50克，牛肉100克，两者炖煮，熟透后食用。

「秃疮」鲜蚕豆50克，捣烂涂于患处即可。

「酒醉不醒」蚕豆苗100克，用油和盐将蚕豆苗炒熟，加水煮沸，晾凉服用。

「鼻出血」蚕豆花晾干研末，每次10克，用沸水冲服。

## 营养解码

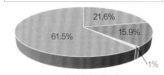

| 蛋白质 | 碳水化合物 | 其他 |
| --- | --- | --- |
| 脂肪 | | |

21.6%
15.9%
61.5%
1%

蚕豆的营养成分

蚕豆皮中富含膳食纤维，可以有效降低体内胆固醇，并促进胃肠蠕动。

## 膳食专家指南

蚕豆，一般人群均可食用，适宜于老人、考试期间的学生、脑力工作者、高胆固醇者、便秘者、脾虚水肿者食用。但中焦虚寒者、蚕豆病患者、疔疮患者、消化不良患者，以及尿毒症患者不宜食用。蚕豆病因缺乏葡萄糖-6-磷酸脱氢酶，导致食用新鲜蚕豆后会突发急性血管内溶血，因此患有此病的人群不可食用蚕豆。需要注意的是，蚕豆不可生吃，需多次浸泡且焯水后再进行烹制。

## 功效解读

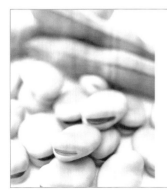

「补钙强骨」蚕豆中含有丰富的钙，能促进人体骨骼的生长发育。

「健脑益智」蚕豆中含有调节大脑和神经组织的重要成分钙、锌、锰、磷脂等，并含有丰富的胆碱，有增强记忆力的作用，对学生和脑力工作者有很大益处。

「利湿消肿」蚕豆可健脾，脾脏可运化水湿，进而消除体内湿邪，改善脾虚浮肿、脾虚腹泻等症状。

## 贮存和清洗小窍门

将蚕豆晒干后，放进密闭的袋子或罐子中，置于通风、干燥处，这种方法使蚕豆相对处在干燥、低温、黑暗和隔离外部空气的条件下，可防止豆粒变色和抑制虫害发生。蚕豆一般清洗1~2遍，洗去杂质即可。

## 饮食搭配

宜

 蚕豆 + 黄豆

具有健脾宽中、利湿的功效。

 蚕豆 +  枸杞子

具有养肝明目、健脾的功效。

# 海蜇头炒蚕豆

**材料**

海蜇头20克，蚕豆100克，黑木耳10克，盐、胡椒粉、鸡精、料酒、香油、醋、食用油各适量。

**做法**

1. 海蜇头焯水后，用凉开水反复清洗；蚕豆洗净，焯水备用；黑木耳泡发，洗净。

2. 锅内放油烧热，下蚕豆、黑木耳、海蜇头同炒，放入盐、鸡精、胡椒粉、料酒、香油和醋，翻炒至熟即可。

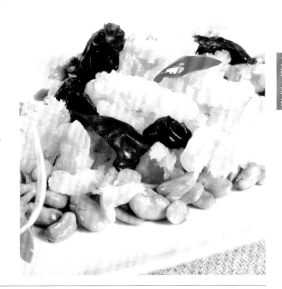

# 蚕豆炒韭菜

**材料**

蚕豆200克，韭菜150克，姜、盐、料酒、香油、食用油、辣椒末各适量。

**做法**

1. 蚕豆洗净，焯熟；韭菜洗净沥干后切段；姜洗净切末。

2. 锅中加油预热，放姜末爆炒。

3. 将蚕豆入锅，加适量水炒至熟软，后加韭菜段、盐和料酒、香油、辣椒末，翻炒入味即可。

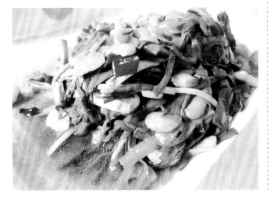

# 蚕豆大米饼

**材料**

嫩蚕豆200克，大米100克，白糖适量。

**做法**

1. 嫩蚕豆洗净，焯熟捞出，取一半放入搅拌机中，加水打成泥备用。

2. 大米放入搅拌机，打成米粉备用。

3. 将米粉、蚕豆和蚕豆泥混合，加入适量水、白糖，搅拌均匀。

4. 将做法3的食材放入模具，放入微波炉，中火加热8分钟左右即可。

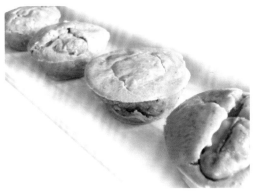

# 刀豆

**温中，下气，止呃**

刀豆嫩荚可食用，质地脆嫩，肉厚、鲜美可口，清香淡雅，是菜中佳品。

别名：挟剑豆、刀豆子
性味：性温，味甘
原产地：南美洲
收获期：6~8月

● **功效**
健脾益肾。

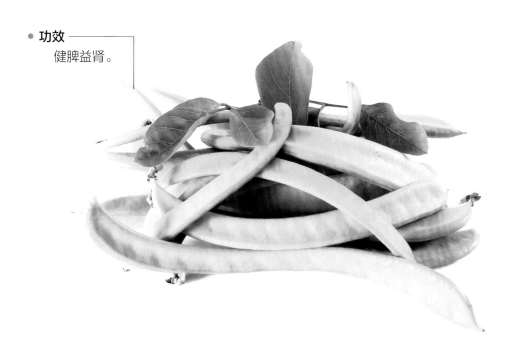

## 📥 经典摘要

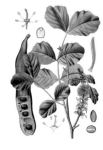

《本草纲目》："温中下气，利肠胃，止呃逆，益肾补元。"

《滇南本草》："治风寒湿气，利肠胃，烧灰，酒送下，能健脾。"

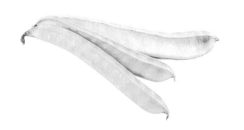

## ❤ 挑选妙招

选购刀豆嫩荚时，以绿色、表皮光滑无毛、大而宽厚者为佳。刀豆老熟时，荚皮变为浅黄褐色，坚硬不堪食用。选购干刀豆时，要选择无虫蛀、表皮光滑、饱满、粉红色或淡紫红色、扁椭圆形、脐黑褐色的。新鲜的刀豆容易煮熟，口感沙糯。

## ☺ 储存和清洗小窍门

刀豆适宜放在阴凉、通风、干燥处保存。放在密闭的坛子、罐子中可以保存更长时间。在清洗刀豆时要注意，清洗次数不要过多，以免造成营养成分的流失。

## 实用偏方

「脾胃不调」刀豆研为细末，每次服6克，温水送服。

「肾虚腰痛」猪肾1个，刀豆10克，白菜适量。猪肾剖开，刀豆研末置入其中，外用白菜包裹，置火灰中煨熟，嚼食。

「久痢久泻」嫩刀豆120克，蒸熟，蘸白糖细细嚼食。

「小儿疝气」刀豆研粉，每次6克，温水冲服。

## 营养解码

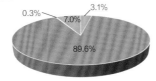

■ 蛋白质　▨ 碳水化合物　■ 其他
□ 脂肪

0.3%　7.0%　3.1%

89.6%

刀豆的营养成分

新鲜的刀豆中含有大量皂甙和血球凝集素。食用时若没有煮熟，则会发生中毒，若发生中毒应及时送医抢救治疗。

## 膳食专家指南

一般人群均可食用，对白带多、皮肤瘙痒、胃肠不适者尤为适宜。烹调前应将豆筋摘除，否则既影响口感又不易消化。烹煮刀豆的时间宜长不宜短，要保证熟透。

## 功效解读

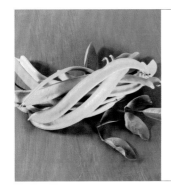

「健脾益肾」刀豆可改善畏寒呕吐、虚寒呃逆、肾虚腰痛等症状。

注意：刀豆不可生食，易中毒，烹饪时切记要煮熟后方可食用。

## 储存和清洗小窍门

储存刀豆时，应先将刀豆洗净，沥干水分，然后将刀豆放进清洁、干燥、密封的容器内，或者将刀豆放进保鲜袋里，封装起来，再放进冰箱或者其他干燥、阴凉的地方。清洗时，只需要将表面的杂质洗净即可。

## 饮食搭配

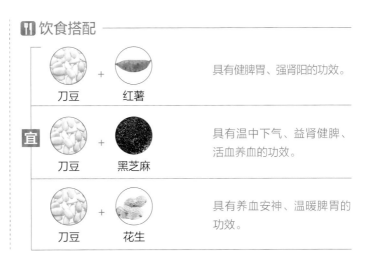

| | | |
|---|---|---|
| 刀豆 + 红薯 | | 具有健脾胃、强肾阳的功效。 |
| 宜　刀豆 + 黑芝麻 | | 具有温中下气、益肾健脾、活血养血的功效。 |
| 刀豆 + 花生 | | 具有养血安神、温暖脾胃的功效。 |

## 刀豆炒肉丝

**材料**

刀豆200克，猪肉100克，红辣椒10克，酱油、盐、胡椒粉、鸡精、葱、姜、蒜、食用油各适量。

**做法**

1. 刀豆去筋洗净，沥干水后焯水，切丝备用；红辣椒切丝。

2. 猪肉洗净，切丝；葱、姜、蒜洗净，去皮，切末备用。

3. 油锅置火上，油热后加入葱末、姜末、蒜末、红辣椒丝煸炒，再放入猪肉丝和刀豆丝爆炒，依次加入酱油、胡椒粉、盐继续翻炒，炒熟后加入少许鸡精调味即可。

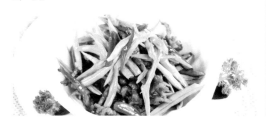

## 刀豆肉包

**材料**

刀豆300克，去皮五花肉200克，面粉300克，酵母、生抽、料酒、盐、香油、葱末、姜末、蒜末各适量。

**做法**

1. 去皮五花肉剁碎，加适量葱末、蒜末、姜末、盐、生抽、料酒、香油，拌成肉馅备用。

2. 刀豆洗净，沸水煮熟，捞出沥干切碎，放入肉馅中拌匀。

3. 面粉中放入酵母，加水混合，揉成光滑面团，发酵好的面团分成剂子，擀成圆皮，放入馅料包好。

4. 将包子生坯放入蒸锅，隔水蒸15分钟即可。

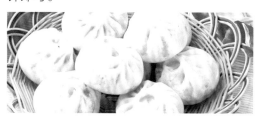

## 香甜三豆粥

**材料**

刀豆100克，黄豆、红腰豆、百合各50克，白糖适量。

**做法**

1. 将刀豆、红腰豆、黄豆泡发，洗净备用，百合洗净备用。

2. 开水下锅，放入刀豆、红腰豆、黄豆、百合，大火烧开后转小火煮熟。

3. 放入适量白糖调味即可。

## 辣炒刀豆

**材料**

刀豆300克，猪肉100克，酱油10毫升，红辣椒、蒜、盐、食用油各适量。

**做法**

1. 刀豆洗净，切段；猪肉洗净，切片；蒜去皮，切碎；红辣椒洗净，切段。

2. 锅中倒油烧至七成热，加入蒜末爆香，然后放入猪肉片。

3. 炒至猪肉片变色，调入盐和酱油；猪肉片炒入味后，放入刀豆段和适量水。

4. 烧至刀豆段变软，放入红辣椒段，炒至熟即可。

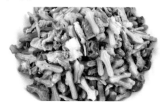

# 豌豆

和中下气，通乳利水，解疮毒

豌豆在我国的种植历史已经有 2 000 多年，其生长适应能力较强，主要分布在四川、江苏、湖北、湖南等地区，具有极高的营养价值。豌豆既可作蔬菜炒食，成熟后又可磨成豌豆粉。豌豆粒圆润鲜绿，十分好看，因此也常被用来作为配菜，以增加菜肴的色彩，增进食欲。

别 名：麦豌豆、寒豆
性 味：性平，味甘
原产地：中国
收获期：7~8月

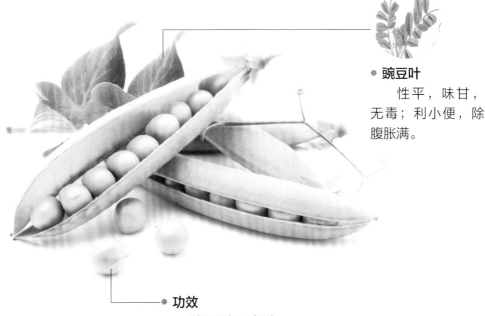

● **豌豆叶**

性平，味甘，无毒；利小便，除腹胀满。

● **功效**

利肠通便，解毒。

## 📋 经典摘要

《植物名实图考长编》："其豆嫩时作蔬。老则炒食。南方无黑豆，取以饲马，亦以其性不热故也。李时珍以为《拾遗》之胡豆子即豌豆，不知别有胡豆，与豌豆殊不类，其所引治症，未可一例。"

《饮膳正要》："性平，味甘，可调顺荣卫，和中益气。"

《本草求真》："豌豆（专入脾胃），即寒豆也。味甘气平无毒。故书载入脾胃。利湿除热。凡人病因湿热，而见胀满消渴、溺闭寒热、热中吐逆泄者，服此最宜。"

## ♡ 挑选妙招

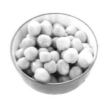

挑选豌豆时，若豌豆荚为扁圆形，则表示豌豆处于最佳的成熟状态，若豌豆荚为正圆形表示豌豆过老。此外，也可手握一把豌豆，若咔嚓作响，就表示很新鲜。

## 🌿 实用偏方

「产后少乳」豌豆50克，煮熟后空腹食用，每日2次。

「脾胃不和」豌豆150克，陈皮10克，香菜60克，加水共煎汤，分2～3次温服。

「脾胃虚弱」取豌豆50克，捣去皮，与羊肉一同煮熟食用。

「便秘」鲜豌豆200克，核桃仁100克，煮烂，捣成泥，加水煮沸，温服，每次50毫升，每日2次。

## 📋 营养解码

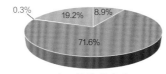

豌豆的营养成分

- 蛋白质
- 碳水化合物
- 其他
- 脂肪

0.3%　19.2%　8.9%　71.6%

豌豆具有较全面、均衡的营养。

孕妇产后乳汁缺少，则可以使用豌豆煮汤或煮粥食用。

## 👨‍🍳 膳食专家指南

一般人群均可食用豌豆，尤其适合糖尿病患者、下肢水肿者食用。但要注意，多食豌豆会发生腹胀，因此不宜长期大量食用。

## 😋 功效解读

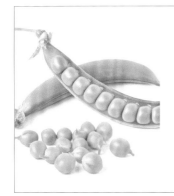

「利肠通便」豌豆可以促进胃肠蠕动，防止便秘。

## 😊 贮存和清洗小窍门

将豌豆剥皮后，装入食品袋里，放入冰箱冷冻室，最长可保存1年。需注意的是，豌豆剥皮后直接放入冷冻室，不要水洗，吃之前取出所需的量，室温下静置10分钟左右可自然解冻。还可以将豌豆放入密闭容器中，放几瓣蒜，置于阴凉、干燥处保存。清洗时，水洗1~2遍即可，以免造成营养流失。

## 🍴 饮食搭配

| 宜 | | | |
|---|---|---|---|
| 豌豆 | + | 大米 | 具有和中下气、通乳利尿的功效。 |
| 豌豆 | + | 腐竹 | 具有清热解毒、益气补脾的功效。 |
| 豌豆 | + | 糯米 | 具有滋补元气、润泽肌肤的功效。 |

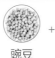

# 豌豆黄

**材料**

红枣150克，黄豌豆1 000克，白糖500克，食用碱适量。

**做法**

1. 将黄豌豆去皮碾碎，红枣洗净上锅煮烂制成红枣汁，备用。

2. 锅中加水3 000毫升，下入碾碎的黄豌豆、食用碱，煮沸后转小火再煮1.5小时，煮至稀糊状时，筛成细泥。

3. 在豌豆泥中加入白糖、红枣汁拌匀，倒入锅内，翻炒至稠，倒入盘里晾凉，盖上湿布放入冰箱，食用时切成方块即可。

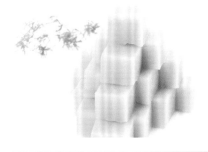

# 白萝卜炒豌豆

**材料**

白萝卜、豌豆各200克，辣椒1个，葱50克，盐3克，鸡精2克，食用油适量。

**做法**

1. 白萝卜洗净，切丁；辣椒、葱切段；豌豆洗净，沥干备用。

2. 炒锅加油烧热，放入葱段、辣椒段爆香，倒入白萝卜丁翻炒片刻，加入豌豆继续翻炒。

3. 锅中加水，炒至水干，放盐和鸡精调味即可。

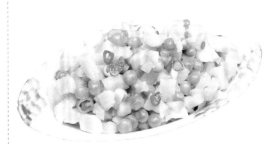

# 鸡蛋虾仁炒豌豆

**材料**

豌豆200克，虾仁100克，鸡蛋4个，食用油10毫升，盐5克，淀粉20克。

**做法**

1. 将豌豆焯熟，捞出沥干放入冷水中。

2. 鸡蛋留出蛋清，蛋黄在碗中打散加盐；蛋清、淀粉、盐三者做成糨糊，搅匀倒在虾仁上。

3. 油锅置于火上，放虾仁翻炒至变色后加入豌豆和蛋液，翻炒片刻即可。

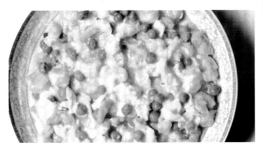

# 豌豆南瓜沙拉

**材料**

豌豆80克，南瓜85克，沙拉酱、芹菜叶各适量。

**做法**

1. 豌豆洗净，浸泡2小时左右；南瓜洗净，去皮切块。

2. 将豌豆、南瓜块焯熟后，过一下凉水，捞出沥干水分装盘。

3. 将沙拉酱拌入豌豆、南瓜块中，最后用芹菜叶装饰即可。

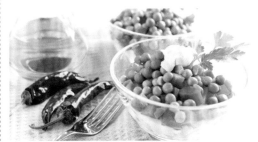

# 花豆

**滋阴壮阳，强身健体**

花豆，迄今已有2 000多年的种植历史，属一年生草本植物，又名肾豆，因其形状如肾脏，全身布满红色花纹而得名。古代为朝廷贡品，又叫圣豆、皇帝豆。花豆富含蛋白质和维生素，在民间享有"豆中之王"的美称。

别名：肾豆、大赤豆
性味：性平，味甘
原产地：中国
收获期：8~10月

● **功效**

滋阴补肾，改善便秘，美容润肤。

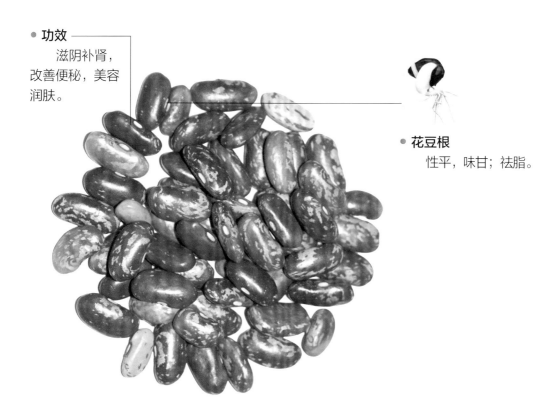

● **花豆根**

性平，味甘；祛脂。

💛 **挑选妙招**

花豆一般有红色和紫色两种，选购花豆时，要选择颜色润亮、颗粒饱满、花色均匀、无虫蛀、表皮光滑、扁椭圆的。

如果是陈年花豆，颜色会不鲜艳，质地也很干涩。优质花豆通常具有豆香气。选购花豆时，可到商品流动率较高的商店购买。

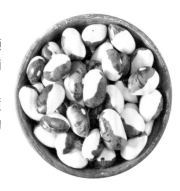

## 实用偏方

「水肿」花豆100克，大米50克，熬粥服用，每日1次。

「肾虚」花豆100克，核桃50克，熬粥服用，每日1次。

「祛斑」花豆120克，银耳50克，加水同煮，熟后加入白糖服用。

「补血润肤」花豆100克，黑芝麻50克，紫米30克，熬粥服用，每日1次。

## 营养解码

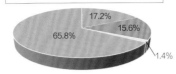

■ 蛋白质　■ 碳水化合物　■ 其他
脂肪

17.2%
65.8%　15.6%
1.4%

花豆的营养成分

花豆的蛋白质含量很高，属于高蛋白、低脂肪的健康保健食品，还具有祛湿、补血、健胃、强肾、养颜等功效。

## 膳食专家指南

一般人群均可食用，尤其适宜于平和体质、气虚体质、痰湿体质的人。需要注意的是，患有痛风的人不宜食用花豆。

## 功效解读

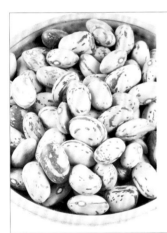

「滋肾补肾」花豆具有滋肾壮阳的功效，可缓解肾阳虚衰、畏寒肢冷、夜尿频多等症状。

「消肿祛湿」花豆具有很好的利尿作用，尤其对肾源性水肿、肝硬化腹水有良好的缓解作用。

「改善便秘」花豆中含有的膳食纤维、低聚糖能促进肠道蠕动，助消化，排出毒素，改善便秘等症状。

「美容润肤」花豆皮含有花青素。花青素是抗氧化剂的来源，能清除体内自由基，具有美容养颜、润肤补血的功效。

## 相思豆的传说

传说白马山千年不枯的泉眼是织女对心爱的牛郎和帮她找到人间真爱的白马所流下的伤心泪。

泪滴成泉，生长在旁边的豆科植物长成了相思豆。由于相思豆比较大而且有花纹，当地人又把它称为"花豆"。

## 饮食搭配

<table>
<tr><td rowspan="3">宜</td><td><br>花豆　+　排骨</td><td>具有阴阳双补、益气养血的功效。</td></tr>
<tr><td><br>花豆　+　燕麦片</td><td>具有排毒养颜、调理胃肠的功效。</td></tr>
<tr><td><br>花豆　+　银耳</td><td>具有补血安神、滋润肌肤的功效。</td></tr>
</table>

# 花豆炖猪蹄

**材料**

花豆200克，猪蹄500克，枸杞子、葱花、姜末、盐各适量。

**做法**

1. 花豆洗净，浸泡4小时；将猪蹄切块，焯水，去掉血污备用。

2. 将花豆、葱花、姜末、枸杞子、猪蹄块放入锅中，加水3 000毫升左右，煮沸后转小火炖2小时，快出锅时加盐调味即可。

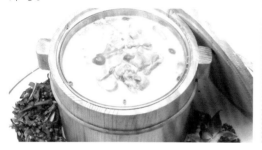

# 银耳花豆炖雪梨

**材料**

花豆50克，雪梨1个，银耳2朵，冰糖适量。

**做法**

1. 花豆洗净，浸泡6小时；银耳泡发，备用。

2. 将雪梨去皮，去核，切块。

3. 锅中加水，放入花豆和雪梨块，煮沸，放入银耳；再次煮沸后，转小火煮10分钟，放入冰糖调味即可。

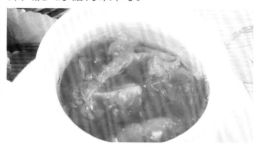

# 茄汁焗豆

**材料**

花豆300克，去皮番茄2个，番茄酱100克，冰糖、盐、柠檬汁、葱花、黄油各适量。

**做法**

1. 将花豆洗净，泡发。

2. 花豆、去皮番茄、冰糖、盐、黄油一同放入锅中，加适量水；放入微波炉中，高温加热20分钟。

3. 添加适量番茄酱、柠檬汁调味，撒上葱花即可。

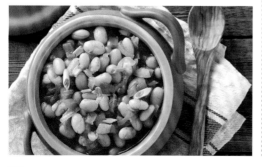

# 花豆苹果汁

**材料**

花豆200克，苹果100克，冰糖、冰块各适量。

**做法**

1. 将花豆洗净泡发，放入高压锅中，加入适量水，煮15分钟左右。

2. 苹果切丁，将苹果丁和花豆一同放入搅拌机中，加入适量清水，打成浆。

3. 在打好的花豆汁中放入适量冰糖、冰块即可。

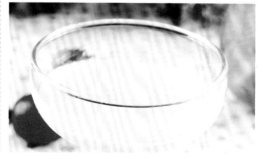

# 芸豆

**益肾固元，润肤瘦身**

芸豆，是一种可以食用的豆科植物。芸豆分大白芸豆、大黑花芸豆、黄芸豆、红芸豆等品种，前两种尤为常见。芸豆营养丰富，常食芸豆，可加速肌肤新陈代谢，缓解皮肤、头发干燥。

别名：四季豆、架豆
性味：性温，味甘
原产地：墨西哥、阿根廷
收获期：6~7月

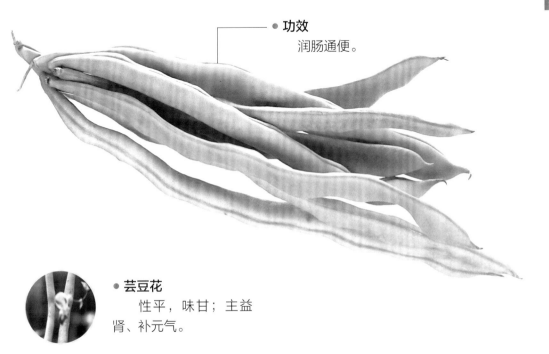

● 功效
润肠通便。

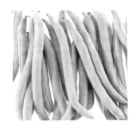

● 芸豆花
性平，味甘；主益肾、补元气。

## 🔲 注意事项

生食芸豆易发生中毒反应，常出现在进食后的4~8小时，一般有头晕、头痛、恶心、呕吐、腹痛等症状，重者有流汗、血压下降等症状，病程长短不一，因人而异。

## ♡ 挑选妙招

挑选芸豆时，一般选择豆荚均匀饱满、色泽青嫩、表面平滑无虫蛀和划痕的，如果芸豆发老，表面就会多皱纹，颜色变黄或者呈乳白色多筋的状态。芸豆种子要选择颜色润亮、颗粒饱满、花色均匀、无虫蛀、表皮光滑、饱满、扁椭圆的。优质芸豆通常具有豆香气。

## 实用偏方

「气滞呃逆」芸豆15~30克，生姜3片，水煎去渣，加红糖适量，每日2~3次分服。

「胃寒呕吐」鲜芸豆皮60克，水煎后加红糖，可多次饮服。

「小儿百日咳」芸豆15克，冰糖适量，芸豆水煎去渣后加冰糖，分次饮用。

「糖尿病口干」芸豆50克，切碎煎汤内服，每日2次。

## 营养解码

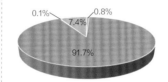

■ 蛋白质　■ 碳水化合物　■ 其他
□ 脂肪

0.1%　0.8%
7.4%
91.7%

芸豆的营养成分

芸豆是一种营养价值比较丰富的豆类，适量吃一些芸豆可以抗氧化，消除颜面部的色素沉着，对雀斑有改善功效。

## 膳食专家指南

一般人群均可食用芸豆。但不能生食，必须煮透后才能食用。夹生芸豆可能引起中毒，主要是由于鲜芸豆中含皂甙和血细胞凝集素，皂甙位于豆荚表皮，血细胞凝集素存于豆粒中。芸豆在消化吸收过程中会出现腹部胀气，因此消化不良、有慢性消化道疾病者应尽量少吃。

## 功效解读

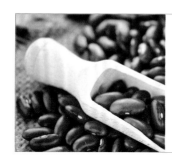

「润肠通便」芸豆富含膳食纤维，可以有效地促进肠道蠕动，加速机体排毒，起到润肠通便的作用，还可以促进肌肤的新陈代谢。

「提高机体抗病能力」芸豆含有皂苷和多种球蛋白等成分，能提高人体自身的免疫力，增强机体抗病能力。

## 贮存和清洗妙招

新鲜芸豆一般可以放于干燥、通风处保存。或摘去筋、蒂，洗净，入锅略蒸一下，切成长条，挂到绳子上或摊在木板上晒制；把晒好的干豆角拌少量盐，装在塑料袋里，放在室外通风处。食用时用凉开水洗净，再用温水浸泡2小时左右，捞出控干水分即可。

## 饮食搭配

| | | | |
|---|---|---|---|
| | 芸豆 | +  排骨 | 具有健脾益肾的功效。 |
| 宜 | 芸豆 | + 莴笋 | 具有排毒养颜、调理胃肠的功效。 |
| | 芸豆 | +  猪蹄 | 具有补血安神、滋润肌肤的功效。 |

# 芸豆包

**材料**

芸豆500克，肉馅200克，面粉300克，酵母5克，盐、香油、料酒、生抽、葱花、姜末、蒜末各适量。

**做法**

1. 肉馅中加入生抽、料酒、盐、香油、葱花、姜末、蒜末，拌匀。

2. 芸豆洗净，大火蒸10分钟，取出晾凉，切丁，加入肉馅中搅匀。

3. 面粉加水、酵母揉成面团，发酵好的面团揪成小剂子，擀成面皮，包入芸豆肉馅。

4. 分成两层放入蒸锅，盖上盖子静置20分钟。

5. 开大火蒸熟，锅边冒气后，续蒸15分钟即可。

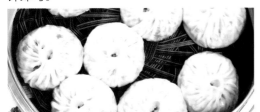

# 豆沙芸豆月饼

**材料**

芸豆200克，豆沙100克，白糖、糕粉、月饼皮各适量。

**做法**

1. 芸豆洗净，浸泡后加水煮熟。

2. 捞出芸豆，沥干水分，用搅拌机打成芸豆泥，与豆沙混合拌匀，加入少许白糖。

3. 取少量芸豆泥，搓成圆球备用。

4. 用月饼皮包住芸豆泥球，封口，制成月饼坯。

5. 月饼模具中撒少许糕粉，放入月饼坯，压出花纹烘烤即可。

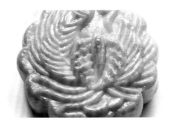

# 话梅芸豆

**材料**

芸豆300克，话梅15颗，冰糖20克，蜂蜜适量。

**做法**

1. 芸豆洗净后浸泡。

2. 把芸豆、话梅、冰糖共用高压锅压30分钟；取出后淋上蜂蜜拌匀即可。

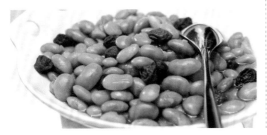

# 葱香芸豆

**材料**

芸豆300克，米酒200毫升，葱50克，醋、盐、白糖、食用油各适量。

**做法**

1. 芸豆洗净，放入锅中煮熟后盛出，调入白糖、醋、米酒搅匀。

2. 油锅烧热，葱洗净，切碎放入油锅煎炸。

3. 关火后倒入芸豆中，再加入适量盐拌匀即可。

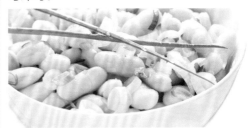

# 青豆

**健脾宽中，利水消肿**

青豆亦称青大豆，为豆科大豆属一年生攀缘草本植物，原产于我国。按其子叶的颜色，又分为青皮青仁大豆和青皮黄仁大豆。它是更年期、糖尿病和心血管病患者的理想食品，脑力工作者和减肥者也适合食用。

别名：青大豆
性味：性平，味甘
原产地：中国
收获期：6~7月

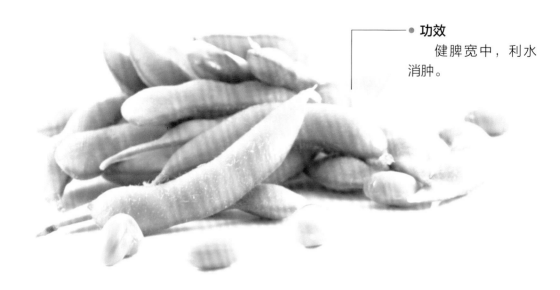

● **功效**

健脾宽中，利水消肿。

● **青豆花**

性平，味甘；滋补强壮。

## ♥ 挑选妙招

挑选青豆的时候，需要选择均匀饱满、色泽青嫩、表面光滑、无虫蛀、无霉变的。青豆皮较薄、较嫩，有绒毛感的质量更佳。优质青豆通常具有豆香气。若要购买优质青豆，最好在商品流动率较高的商店或超市购买。

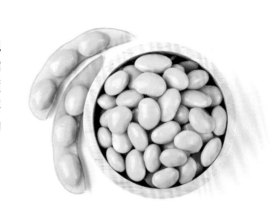

## ✺ 实用偏方

「少白发」青豆60克，黑芝麻50克，何首乌10克，水煎服。

「明目」青豆15克，银耳10克，枸杞子5克，三者水煎后加适量冰糖，分次饮服。

「中暑」青豆适量，将青豆煮烂，饥则食豆，渴则饮汁，或煮粥食。

## 📖 营养解码

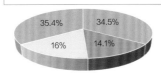

- 蛋白质 ■ 碳水化合物 ■ 其他
- 脂肪

35.4% | 34.5% | 16% | 14.1%

青豆的营养成分

青豆富含蛋白质，其中含有人体必需的多种氨基酸，赖氨酸含量较高。具有促进人体发育、增强免疫功能、提高中枢神经组织功能的作用。

## 📱 膳食专家指南

一般人群均可食用，尤其适宜心脏病、动脉硬化、高脂血症、低血钾患者食用。煮青豆的时间不宜过长，否则会导致青豆变色。

## ☺ 功效解读

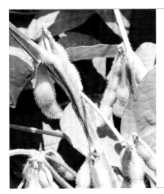

「健脑护肝」青豆富含不饱和脂肪酸和大豆磷脂，有保持血管弹性、健脑和防止脂肪肝形成的作用。

「抗氧化作用」青豆含有儿茶素及表儿茶素两种抗氧化剂，能有效去除体内自由基，延缓衰老的速度。

「预防心脑血管疾病」青豆富含B族维生素、铜、锌、镁、钾等，可预防心脑血管疾病，也可降低血液中的胆固醇。

## ☺ 贮存和清洗妙招

鲜青豆不要立即清洗，可以先放入袋子中，再放入冰箱中存放，保鲜期为1周左右。青豆干硬后，很难煮熟，口感也不好。为了能吃到鲜嫩的青豆，可以用清水浸泡2天左右进行返鲜，这样不但口感鲜嫩，青豆的营养也能发挥到极致。

## 🍴 饮食搭配

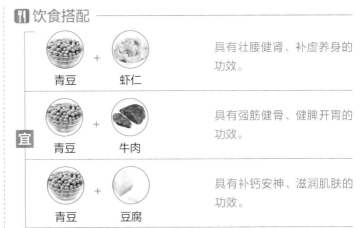

宜

| | | |
|---|---|---|
| 青豆 + 虾仁 | | 具有壮腰健肾、补虚养身的功效。 |
| 青豆 + 牛肉 | | 具有强筋健骨、健脾开胃的功效。 |
| 青豆 + 豆腐 | | 具有补钙安神、滋润肌肤的功效。 |

## 青豆炒蘑菇

**材料**

青豆200克，蘑菇150克，素鲜汤100毫升，西蓝花、酱油、水淀粉、盐、味精、葱花、蒜末、食用油各适量。

**做法**

1. 蘑菇去根，洗净，焯熟捞出后沥干，切丁；西蓝花洗净，切小朵，焯熟。

2. 食用油加热后放葱花、蒜末炝锅，放入青豆、蘑菇丁翻炒片刻，倒入素鲜汤，放入盐、酱油、味精煮沸，用水淀粉勾芡，盛盘后放上西蓝花装饰即可。

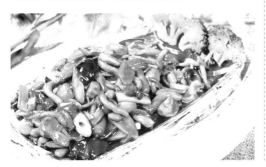

## 青豆饭团

**材料**

大米300克，青豆50克，海苔100克，盐适量。

**做法**

1. 大米用电饭锅煲熟；海苔撕碎，备用。

2. 青豆入水焯熟，捞起备用；在盆中装入青豆和米饭，再加入适量盐和海苔碎拌匀。

3. 双手蘸水，待食材稍凉后将青豆、米饭及海苔碎捏成团状摆盘即可。

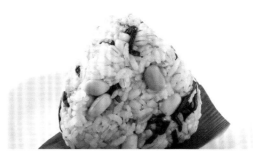

## 青豆萝卜干

**材料**

青豆100克，萝卜干50克，葱末、白酒、白糖、鸡精、胡椒粉、食用油各适量。

**做法**

1. 萝卜干、青豆洗净，备用。

2. 油锅置火上，油热后放入萝卜干、青豆翻炒，放入白糖、白酒、鸡精继续翻炒至熟后装盘，撒上胡椒粉、葱末即可。

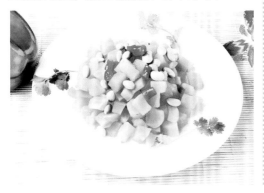

## 青豆柠檬汁

**材料**

青豆100克，柠檬50克，白糖适量。

**做法**

1. 青豆洗净，浸泡1小时，加水煮熟，放入搅拌机内打成青豆泥。

2. 柠檬洗净，将其榨汁，倒入青豆泥中。

3. 加入少许白糖调味即可。

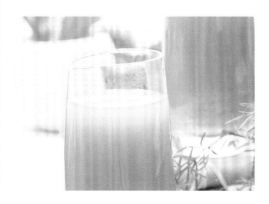

# 红腰豆

**补血养颜，增强免疫**

红腰豆含有丰富的维生素 A、B 族维生素，以及丰富的铁和钾。经常食用红腰豆，具有补血、增强机体免疫力、帮助细胞修复的功效。红腰豆的食用方法多种多样，可用来煮饭、烧菜，也可用来煲汤，为家人（特别是儿童）增添营养。

别名：猪腰豆、大赤豆
性味：性温，味甘
原产地：南美洲
收获期：9~10月

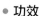
● **功效**
补血益气。

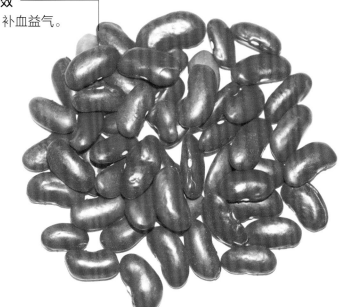

● **红腰豆花**
性平，味甘，无毒；主美容养颜、益气补血。

● **红腰豆叶**
性平，味甘，无毒；主滋阴养血。

## ☺ 功效解读

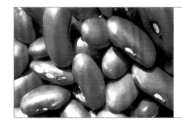
一般人群均可食用。特别适宜气虚体质、阳虚体质、血瘀体质者食用。

## 膳食专家指南

红腰豆所含的植物血凝素会刺激消化道黏膜，并破坏其细胞，降低吸收养分的能力。研究发现，煮至80℃时的未全熟红腰豆内毒素反而会更高，因此需要煮熟后才能食用。

## ♡ 挑选妙招

挑选红腰豆时，应选取外形似"鸡腰子"、颗粒饱满、色泽红润的。优质红腰豆通常具有豆香气。一般要挑选稍微干燥的红腰豆，以防出现虫蛀、发霉等情况。

## 红腰豆蛋炒饭

**材料**

红腰豆35克，米饭150克，鸡蛋1个，味精、盐、葱末、胡椒粉、食用油各适量。

**做法**

1. 将红腰豆焯熟，捞出过冷水后沥干。

2. 鸡蛋打散备用；油锅烧至四成热后，放入红腰豆略过油后盛出沥油。

3. 锅内留油，放入蛋液炒匀，再放入米饭；加入红腰豆、盐、味精、胡椒粉，大火翻炒后撒上葱末即可。

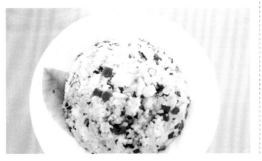

## 百合胡萝卜拌豆

**材料**

红腰豆、百合各100克，胡萝卜200克，盐、食用油各适量。

**做法**

1. 红腰豆洗净，浸泡2小时；百合洗净，掰片；胡萝卜洗净，切菱形片。

2. 锅中加水煮沸，将红腰豆、百合片放锅内焯水。

3. 油锅烧热，放入胡萝卜片、百合片和红腰豆翻炒均匀，放盐调味，装盘即可。

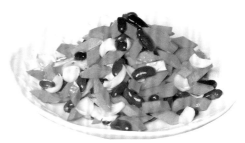

## 莲藕腰豆煲猪尾骨

**材料**

红腰豆100克，猪尾骨200克，莲藕100克，无花果50克，青椒片、胡萝卜片、盐各适量。

**做法**

1. 红腰豆洗净，浸泡1~2小时备用。

2. 莲藕洗净，切块；无花果洗净。

3. 猪尾洗净，切块，焯水捞起。

4. 锅中倒入8碗水烧开，放入除盐以外的所有材料，大火煮沸，转小火煲2小时后加入盐调味即可。

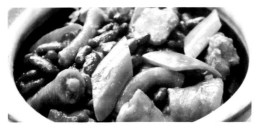

## 西红柿红腰豆沙拉

**材料**

红腰豆50克，黄豆40克，黄瓜20克，西红柿2个，芸豆、玉米粒、沙拉酱各适量。

**做法**

1. 红腰豆、黄豆洗净，泡发；西红柿洗净，切块；芸豆洗净，切段；黄瓜洗净，切片；玉米粒洗净，备用。

2. 锅中入水煮沸，依次放入红腰豆、黄豆、芸豆段、玉米粒焯熟，沥干后放入碗中；挤入沙拉酱，放入西红柿块、黄瓜片，搅拌均匀即可。

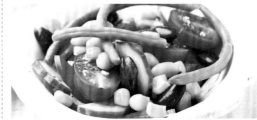

# 纳豆

**养胃和血，延年益寿**

纳豆是大豆经过纳豆菌发酵而成的一种健康食品。纳豆历史悠久，早在3 000多年前中国就有食用纳豆的历史，后传到东南亚地区，成为很多人喜爱的美味食品。

纳豆富含纳豆激酶、异黄酮、维生素$K_2$等多种营养物质，有很好的保健价值。

别名：酱豆、豆豉
性味：性平，味咸
原产地：中国
收获期：9~10月

豆类、薯类

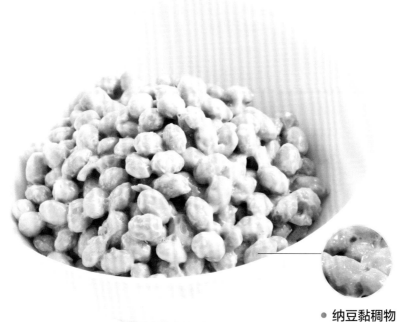

● **纳豆黏稠物**
含有多聚谷氨酸和多聚果糖混合物。

## ☺ 纳豆制作方法

黄豆洗净，浸泡10小时左右；将浸泡好的黄豆放入高压锅中大火煮30分钟，捞出晾凉备用；准备容器，铺上纱布，放入煮好的黄豆和纳豆菌，盖住等待发酵。待黄豆表面产生白膜，有黏丝出现后，黄豆就变成了纳豆。

## ♡ 挑选妙招

纳豆以盒装出售，在各大超市均有售卖，口味不一，可按个人喜好选择购买。以日本纳豆最为出名，如大龙寺纳豆、大德寺纳豆、一休纳豆等。

## 实用偏方

「血栓」纳豆100克，蒸至半熟食用即可。

「伤寒，寒热」纳豆50克，山药适量，二者随饭同食，效果更佳。

「脑血管病」纳豆50克，芥末适量，中老年人群一天食用1次即可。

「更年期综合征」纳豆50克，麻油适量，二者与米饭同食，效果更佳。

## 营养解码

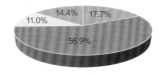

■ 蛋白质　▨ 碳水化合物　■ 其他
▨ 脂肪

14.4%　17.7%
11.0%
56.9%

纳豆的营养成分

纳豆中含有游离的异黄酮类物质及多种对人体有益的酶，如过氧化物歧化酶等，对提高记忆力、护肝美容有明显效果。

## 膳食专家指南

纳豆含有黄豆的全部营养和发酵后新增的特殊养分。一般人群均可食用，特别适宜于儿童、妇女、老年人。纳豆含有较高的蛋白质及嘌呤等物质，可诱发痛风、加重肾脏负担，痛风患者和尿酸高者最好不要多吃。

## 功效解读

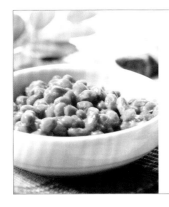

「调节肠道」纳豆含有半纤维素、纤维素及木质素等膳食纤维，可以促进排便。

「预防骨质疏松」纳豆中的维生素K可促进骨蛋白质的生成，这种蛋白质和钙共同作用可以增加骨密度，起到预防骨质疏松的作用。

## 储存和清洗小窍门

纳豆菌菌种因处于孢子状态特别稳定，只要放在阴凉干燥处就能长期保存，但开封后需要放在冰箱内低温保存。纳豆多为盒装销售，因此不用清洗。

## 饮食搭配

宜　 ＋

纳豆　　　大米

可改善胃肠不和、暑热吐泻、小便不畅、烦渴。

纳豆尽量不要加热食用，加热到70℃其营养价值将大打折扣，直接吃实际效果最好。

# 纳豆比萨

## 材料

纳豆1盒,比萨坯子1个,胡萝卜半根,青椒半个,火腿肉1片,奶酪2片,番茄酱适量。

## 做法

1.青椒、胡萝卜洗净,切丝,炒熟;火腿肉切丝,备用。

2.将纳豆及随附的料包倒入盒中,搅拌均匀,打出泡沫。

3.比萨坯子表面抹匀番茄酱,铺上纳豆、青椒丝、胡萝卜丝,盖上奶酪片,撒上火腿肉丝。

4.放入烤箱烤熟即可。

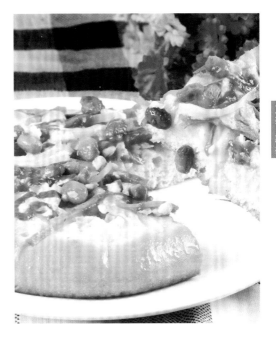

# 纳豆豆腐盅

## 材料

纳豆50克,豆腐100克,青豆、葱末、红椒丁、绿芥末、酱油、沙拉酱各适量。

## 做法

1.豆腐放入微波炉中加热,取出挖成凹槽;青豆洗净,焯熟,备用。

2.挖出的豆腐与纳豆、青豆、红椒丁、绿芥末、酱油、沙拉酱、葱末拌匀,填回凹槽内。

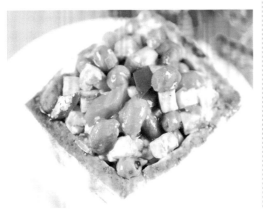

# 纳豆沙拉

## 材料

纳豆100克,玉米粒、豌豆、彩椒丁、酱油、芥末、橄榄油、盐各适量。

## 做法

1.纳豆中加酱油、芥末,充分搅拌出丝。

2.将玉米粒、豌豆、彩椒丁入水中煮熟。

3.将所有材料混合在一起,充分搅拌即可。

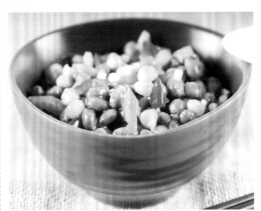

# 红薯

**补中和血，益气生津，宽肠胃，通便秘**

红薯为一年生草本植物，地下部分具圆形、椭圆形或纺锤形的块根。红薯是一种高产而适应性强的粮食作物，与工农业生产和人民生活关系密切。块根除作主粮外，也是食品加工、淀粉和酒精制造工业的重要原料，根、茎、叶又是优良的饲料。全世界热带、亚热带地区广泛栽培。不同地区的人们对红薯的称呼不同，山东人称其为地瓜，而北京人称其为白薯。

别名：甘薯、番薯、山芋
性味：性平，味甘
原产地：美洲
收获期：8~10月

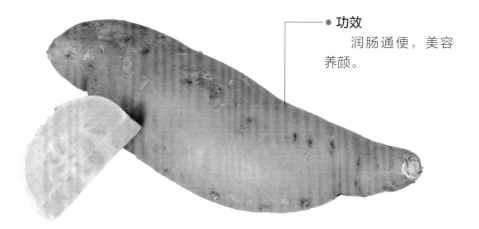

**● 功效**
润肠通便，美容养颜。

**● 红薯藤**
性微凉，味甘、涩，无毒；可用于治疗乳汁不通。

## 经典摘要

《本草纲目拾遗》："补中，和血，暖胃，肥五脏。白皮白肉者，益肺气生津。煮时加生姜一片，调中与姜枣同功；红花煮食，可理脾血，使不外泄。"

《本草求原》："凉血活血，宽肠胃，通便秘，去宿瘀脏毒，舒筋络，止血热渴，产妇最宜。和鱼、鳢鱼食，调中补虚。"

《随息居饮食谱》："煮食补脾胃，益气力，御风寒，益颜色。凡渡海注船者，不论生熟，食少许即安。"

## 挑选妙招

挑选红薯时，应挑选块大、外形匀称、皮浅红、肉黄白的。若红薯表面上有小黑洞，说明红薯内部已经腐烂；发芽、表面凹凸不平的红薯也不要购买，这表明红薯已不新鲜。食用的时候，应该先存放一段时间，这样淀粉就会转化成麦芽糖，吃起来格外香甜。

## 📋 实用偏方

「便秘」红薯叶250克，盐适量，红薯叶加盐炒熟食用即可，每日2次。

「失眠」红薯150克，小米100克，枸杞子10克，三者合煮30分钟。

「小儿疳积，夜盲」鲜红薯叶120克，水煎服。

## 📒 营养解码

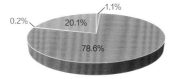

■ 蛋白质　■ 碳水化合物　■ 其他
□ 脂肪

1.1%
0.2%
20.1%
78.6%

红薯的营养成分

红薯富含淀粉、膳食纤维、胡萝卜素、维生素A、B族维生素以及钾、铜、钙等10余种微量元素。

## 🍲 膳食专家指南

红薯，一般人群均可食用，胃胀、胃溃疡、胃酸过多、腹痛及糖尿病患者不宜多食。不可与柿子同食，否则易形成胃结石。需要特别注意的是，生了黑斑病的红薯有毒。红薯与米面搭配食用，有助于蛋白质互补。

## 😋 功效解读

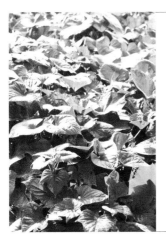

「润肠通便」红薯蒸熟后，部分淀粉会发生变化，膳食纤维会大量增加，能有效刺激胃肠蠕动。

「美容养颜」红薯可抑制黑色素的产生，能抑制皮肤老化，延缓衰老。

## 😊 贮存和清洗窍门

红薯适宜放在阴凉、通风、干燥处保存。需注意防潮、防霉。

清洗时要注意，用刷子轻轻刷掉红薯表皮上的泥土即可，尽量不要破坏红薯的外皮，以免导致红薯贮存时间变短。

## 🍴 饮食搭配

宜

 ＋  ＋ 栗子

红薯　　赤豆　　栗子

具有消水肿、顺气益脾的功效。

 ＋  ＋ 绿豆

红薯　　蜜枣　　绿豆

具有开胃生津、清热、助消化的作用。

# 蜜烧红薯

**材料**

红薯400克, 红枣20颗, 蜂蜜50毫升, 冰糖、食用油各适量。

**做法**

1. 红薯洗净去皮, 切条; 红枣洗净去核, 备用。

2. 油锅置火上, 放入红薯条炸熟捞出, 沥油备用。

3. 干锅置火上, 加少许水, 放入冰糖熬化, 下红薯条煮至汁稠, 撒入红枣搅匀, 煮5分钟后调入蜂蜜即可。

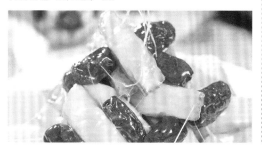

# 红薯粥

**材料**

大米100克, 红薯500克。

**做法**

1. 红薯洗净去皮, 切丁; 大米洗净。

2. 锅中放入适量水, 将红薯丁、大米下锅同煮。

3. 大火煮沸, 转小火熬成粥即可。

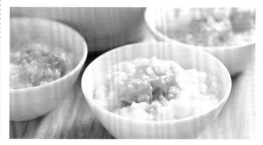

# 红薯炖牛肉

**材料**

红薯200克, 牛肉500克, 蒜末、料酒、老抽、姜丝、葱花、盐、食用油各适量。

**做法**

1. 红薯洗净去皮, 切块; 牛肉洗净切块, 焯熟。

2. 锅中放油, 油热后加入蒜末、姜丝、葱花爆香, 放入牛肉块、老抽、料酒, 待牛肉块上色后加水煮熟。

3. 牛肉八成熟时加盐、红薯块, 炖到红薯块软烂关火即可。

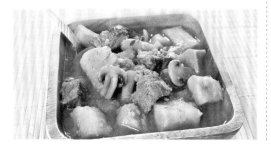

# 红薯豆沙芝麻团

**材料**

红薯200克, 芝麻10克, 赤豆沙70克, 糯米粉150克, 食用油各适量。

**做法**

1. 红薯洗净去皮, 切块蒸熟。

2. 将红薯块压成泥, 与糯米粉揉匀成光滑面团, 将面团分成若干个剂子。

3. 将剂子压扁, 包入赤豆沙。

4. 油锅烧热, 放入包好的生坯, 小火煎至两面呈金黄色后撒上芝麻即可。

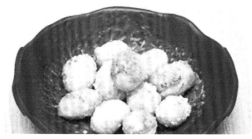

# 马铃薯

**和胃健中，解毒消肿**

马铃薯原产于安第斯山脉，由荷兰人经雅加达带入东亚地区，在欧洲被称为"大地的苹果"。马铃薯的主要成分为淀粉，同时还含有蛋白质、B族维生素、维生素C等。此外，马铃薯含有大量膳食纤维，能帮助机体及时排泄，起到润肠通便的作用。

别 名：土豆、洋芋
性 味：性平，味甘
原产地：南美洲
收获期：5~6月

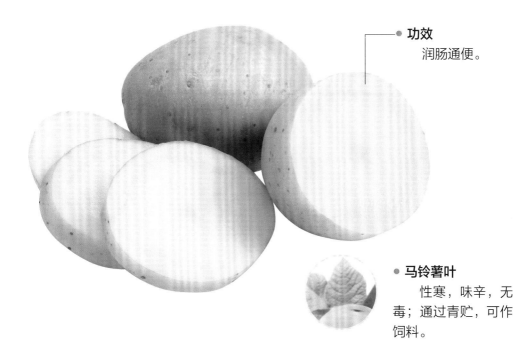

● **功效**
润肠通便。

● **马铃薯叶**
性寒，味辛，无毒；通过青贮，可作饲料。

## 📋 经典摘要

《植物名实图考》："黔滇有之。绿茎青叶，叶大小、疏密、长圆形状不一，根多白须，下结圆实，压其茎则根实繁如番薯，茎长则柔弱如蔓，盖即黄独也。疗饥救荒，贫民之储，秋时根肥连缀，味似芋而甘，似薯而淡，羹臞煨灼，无不宜之。叶味如豌豆苗，按酒侑食，清滑隽永。开花紫筒五角，间以青纹，中擎红的，绿蕊一缕，亦复楚楚。山西种之为田，俗称山药蛋，尤硕大，花白色。"

## ♥ 挑选妙招

购买马铃薯时，需要挑选表面完整、干净且触手坚实光滑的，避免选择外皮有皱纹或枯萎、软黑、呈绿色的。

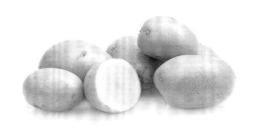

## 实用偏方

「膝关节痛」马铃薯、生姜各适量，将二者捣烂后敷在关节疼痛处。

「烫伤」马铃薯1个，切薄片后贴在烫伤处即可。

「慢性便秘」马铃薯10克，莲藕15克，将二者洗净捣烂，放入榨汁机榨汁后，用小火熬煮黏稠即可。

## 营养解码

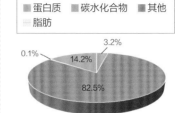

- ■ 蛋白质
- ▨ 碳水化合物
- ■ 其他
- ▨ 脂肪

0.1% 　14.2% 　3.2% 　82.5%

马铃薯的营养成分

马铃薯富含碳水化合物、多种维生素以及矿物质，蛋白质含量少。马铃薯中含有丰富的钾，适合高血压和脑血管疾病患者食用。

## 膳食专家指南

马铃薯，一般人群均可食用，特别适合脾胃气虚、营养不良、胃及十二指肠溃疡、高血压、动脉硬化、习惯性便秘患者食用。但需要注意的是，已经长芽的马铃薯不可食用，因为长芽的马铃薯含有龙葵素，会导致中毒。

## 功效解读

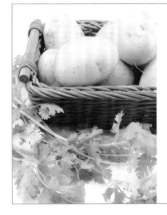

「解毒消肿」马铃薯富含钾元素，可以将盐分排出体外，消除水肿。同时，马铃薯也具有美容润肤作用。

「和胃健中」马铃薯对消化不良和排便不畅有改善作用，也是缓解胃病、习惯性便秘、皮肤湿疹等病症的养生食物。

## 贮存和清洗小窍门

马铃薯需放置在避光、阴凉、干燥处保存。马铃薯在收获后可以贮存到第二年秋天，一般要用稻草覆盖，冬天要防冻，春季要避免马铃薯发芽。清洗时需注意，刷洗掉表皮上的泥土即可，尽量不要破坏马铃薯的外皮，否则难以保存。

## 饮食搭配

| 宜 | | | |
|---|---|---|---|
|  马铃薯 | + |  番茄 | 具有清热生津、健胃消食等作用。 |
|  马铃薯 | + |  胡萝卜 | 具有健脾开胃、明目的功效。 |
|  马铃薯 | + |  山药 | 可以滋阴补气、健脾胃、固肾精。 |

# 马铃薯浓汤

**材料**

马铃薯4个,牛奶、黄油、盐、黑胡椒粉、洋葱、培根各适量。

**做法**

1. 马铃薯洗净,切块;洋葱洗净,切丝;培根切碎。

2. 锅内放入黄油,待黄油熔化后放入洋葱丝,炒至洋葱丝变软,放入马铃薯块,加清水将马铃薯块煮软。同时,煎培根至颜色变深。

3. 将马铃薯块和洋葱丝放入搅拌机中,加入剩下汤汁,一起搅拌。

4. 将马铃薯浓汤倒回汤锅中,加牛奶、培根碎同煮片刻,最后调入盐、黑胡椒粉即可。

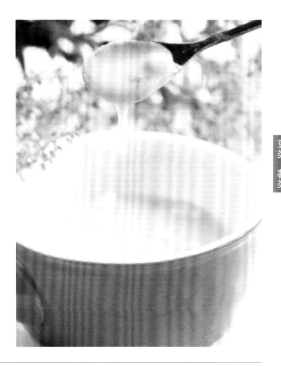

# 炝拌土豆丝

**材料**

马铃薯1个,红椒丝、盐、味精、香油、花椒油、辣椒油、白糖、醋各适量。

**做法**

1. 土豆洗净去皮,切丝。

2. 将土豆丝用凉水洗去淀粉,用沸水焯熟,捞出过凉水沥干。

3. 将土豆丝、红椒丝放入盘中,加盐、味精、香油、辣椒油、花椒油、白糖、醋拌匀即可。

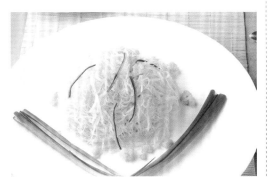

# 红烧马铃薯

**材料**

马铃薯300克,葱、姜、蒜、料酒、生抽、老抽、盐、味精、白糖、食用油各适量。

**做法**

1. 马铃薯洗净去皮,切块;葱、姜、蒜洗净,去皮,切末。

2. 油锅加热后放姜末、蒜末炒出香味,调入料酒、生抽、老抽;加水和白糖、马铃薯块煮沸后,转中火继续炖至马铃薯熟透。

3. 调入适量盐、味精,大火收汁,出锅前撒上葱末即可。

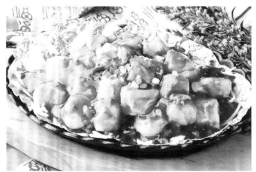

# 芋头

**健脾补虚，散结解毒**

芋头为多年生草本植物，常作一年生作物栽培，原产自印度。我国的芋头资源极为丰富，主要分布在珠江、长江及淮河流域。芋头是一种重要的蔬粮兼备作物，营养和药用价值很高，是老少皆宜的食物。

别名：青芋、芋艿
性味：性平，味甘、辛
原产地：印度
收获期：8~10月

芋头黏液中含有皂苷，会刺激皮肤，因此生剥芋头皮时需要小心。可以倒一些醋在手中，搓一搓再削芋头皮，可避免伤手。

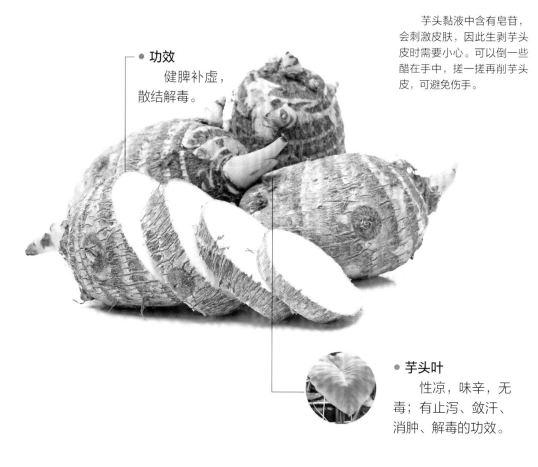

● **功效**

健脾补虚，散结解毒。

● **芋头叶**

性凉，味辛，无毒；有止泻、敛汗、消肿、解毒的功效。

📋 **经典摘要**

《本草衍义》："芋，所在有之，江、浙、二川者，最大而长。京、洛者，差圆小，而惟东、京西者佳，他处味不及也。当心出苗者为芋头，四边附芋头而生者为芋子。八九月以后可食，至时掘出，置十数日，却以好土匀埋，至春犹好。"

💟 **挑选妙招**

芋头的盛产季节为秋季到初冬。挑选时，以个体浑圆发达、左右对称、无肿包、外皮没有过多水分的为佳。如果个体瘦小且出现裂痕，则是由于干燥或高温所致，此时里面的肉质已经呈硬化状态。

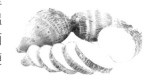

## 实用偏方

「蜂蜇，虫伤」鲜芋梗适量，捣烂外敷患处，留出伤口排毒。

「淋巴结结核」干芋种子100克，大米适量。干芋种子研末，同大米煮粥食用。

「体虚倦怠」芋头100克，大米50克，二者煮粥调入白糖，早餐食用。

## 营养解码

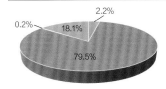

- ■ 蛋白质　■ 碳水化合物　■ 其他
- ■ 脂肪

2.2%
0.2%　18.1%
79.5%

芋头的营养成分

芋头中含有碳水化合物、维生素及微量元素等营养物质。

## 膳食专家指南

芋头，一般人群均可食用，尤其适宜身体虚弱者食用。有痰、过敏性体质、胃肠较弱的人应少食，糖尿病患者应慎食，食滞胃痛、胃肠湿热的人应忌食。芋头还能增进食欲，中医认为其具有补中益气的功效。

## 功效解读

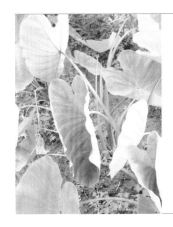

「美容养颜」芋头有美容养颜、乌黑头发的作用。

「改善便秘」芋头可以增进食欲、帮助消化，它含有丰富的膳食纤维，可刺激胃肠道蠕动，有润肠通便作用。

## 贮存和清洗小窍门

芋头适宜放置在阴凉、通风、干燥处保存。尽量现买现吃。芋头清洗时，洗掉表皮上的泥土即可，以免破坏芋头表皮，造成芋头贮藏时间缩短。

芋头不耐低温，保存时应该注意室内的温度。

## 饮食搭配

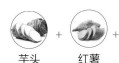

宜

芋头　＋　红薯　＋　红糖

对缓解痛经有很大的帮助。

芋头　＋　粳米

具有散结宽肠、健脾强肾等作用。

# 芋头糕

**材料**

芋头500克，糯米粉80克，大米粉40克，牛奶250毫升，白糖30克，枸杞子适量。

**做法**

1. 芋头去皮洗净，切丝；枸杞子洗净。

2. 将糯米粉、大米粉、白糖、牛奶混合搅匀，加入芋头丝，煮成芋头糊。

3. 将芋头糊倒入模具中，上锅蒸30分钟后脱模。

4. 放上适量枸杞子装饰即可。

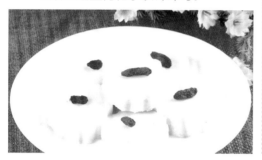

# 芋头猪胰汤

**材料**

猪胰1只，芋头40克，红枣5颗，盐、鸡精各适量。

**做法**

1. 芋头洗净去皮，切块。

2. 将猪胰放锅中焯熟，捞出沥干，切块；锅中加水放猪胰，大火焖炖1小时。

3. 待猪胰炖至八成熟，放入芋头块、红枣，一起炖煮15分钟，加盐、鸡精调味即可。

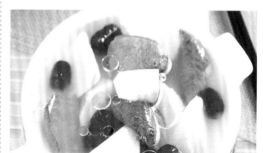

# 橙香芋头片

**材料**

芋头1个，橙子2个，圣女果1个，白糖适量。

**做法**

1. 橙子、芋头洗净，切片；圣女果洗净，备用。

2. 将芋头片放入锅中，焯熟后捞出过凉水，沥干水分。

3. 将橙子片、芋头片、圣女果依次摆入盘中，撒上白糖即可。

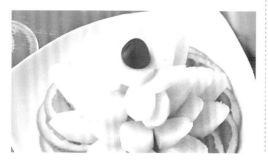

# 清蒸芋头

**材料**

芋头500克，白糖适量。

**做法**

1. 将芋头洗净，入锅蒸10分钟。

2. 去皮，蘸取白糖即可食用。

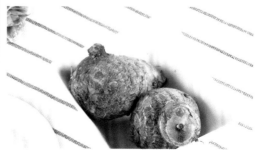

# 山药

**补脾养胃，生津益肺，补肾涩精**

山药营养丰富，自古以来就被视为物美价廉的补虚佳品，既可作主食，又可作蔬菜，还可以制成糖葫芦之类的小吃。山药富含碳水化合物和蛋白质，将山药煮粥或用冰糖煨熟后服用，具有补脾益肾、养肺等作用。

别 名：怀山药、淮山药
性 味：性平，味甘
原产地：中国
收获期：8~10月

豆类、薯类

## ● 功效

益肺止咳，滋肾益精，健脾益胃。

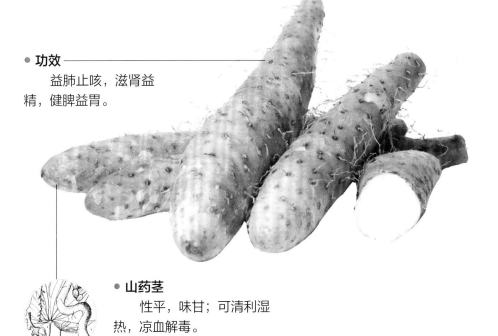

## ● 山药茎

性平，味甘；可清利湿热，凉血解毒。

## 📋 经典摘要

《药品化义》："山药，温补而不骤，微香而不燥，循循有调肺之功，治肺虚久嗽，何其稳当。因其味甘气香，用之助脾，治脾虚腹泻，怠惰嗜卧，四肢困倦。又取其甘则补阳，以能补中益气，温养肌肉，为肺脾二脏要药。土旺生金，金盛生水，功用相仍，故六味丸中用之治肾虚腰痛，滑精梦遗，虚怯阳痿。但性缓力微，剂宜倍用。"

《唐本草》："薯蓣，日干捣细，筛为粉，食之大美，且愈疾而补。"

《本草纲目》："益肾气，健脾胃，止泄痢，化痰涎，润皮毛。"

## ♡ 挑选妙招

购买山药时，要以外观完整、平直、粗细均匀、没有腐烂者为佳。大小相同的山药，应当选择较重的。好的山药外皮无伤，断层雪白，带黏液，黏液多水分少。购买时，最好选择大型商场或连锁超市。

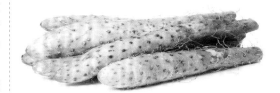

## 📛 实用偏方

「痰风喘急」山药（捣烂）、甘蔗汁各半碗，二者和匀后饮服。

「小便频数」山药（矾水煮过）、白茯苓各等份，二者研末，每次10克，温水服下。

「湿热虚泄」山药、苍术各等份，二者加饭做成丸子，米汤送服。

「手足冻疮」山药一截，磨泥敷上。

## 📖 营养解码

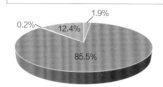

山药的营养成分

| 图例 |
| --- |
| ■ 蛋白质 ■ 碳水化合物 ■ 其他 ▫ 脂肪 |

0.2% 　1.9%　12.4%　85.5%

山药富含碳水化合物、蛋白质、维生素C，不论脾阳亏或胃阴虚者，皆可食用。

## 🖐 膳食专家指南

一般人群均可食用，尤其适宜糖尿病患者、病后虚弱者、慢性肾炎患者、长期腹泻者食用。大便干燥者、有实邪者均忌食山药。需要特别注意的是，山药不能和甘遂一起食用。

## 😋 功效解读

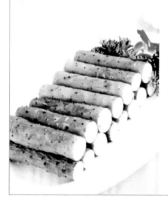

「补脾养胃」山药含有多酚氧化酶等物质，有利于脾胃消化吸收。它是一味平补脾胃的药食两用之品，可缓解脾胃虚弱、食少体倦、泄泻等病症。

「生津益肺」山药可缓解肺虚、痰嗽、久咳之症。

「补肾涩精」凡肾亏遗精、妇女白带多、小便频数等症，均可食用山药。

## 😊 储存和清洗小窍门

山药适宜放置在阴凉、通风、干燥处保存，可用木箱存放，箱内用牛皮纸铺垫，箱角衬以刨花或木丝，将山药排列整齐装入，上面同样盖纸，钉箱密封，可以保存更长时间。山药清洗时要注意，清除表皮上的泥土即可。

若清洗山药时手部感到不适，可以使用温水调和白醋进行冲洗。

## 🍴 饮食搭配

| 宜 | | |
| --- | --- | --- |
| 山药 + 鸭肉 | 可起到补阴养肺的作用，适宜体质虚弱者服用。 |
| 山药 + 粳米 | 具有补益脾胃的作用，特别适合脾胃虚弱者食用。 |
| 山药 + 白糖 | 具有润肺生津、止咳的功效。 |

# 海鲜山药饼

**材料**

山药粉20克，干贝2颗，花枝50克，虾仁35克，花椰菜1朵，黄精15克，枸杞子10克，玉米粒、玉米淀粉、奶粉、盐、食用油各适量。

**做法**

1. 黄精洗净，煮沸，转小火熬出汤汁备用；枸杞子洗净；虾仁、干贝、花枝、花椰菜分别洗净，切丁。
2. 将汤汁与上述菜丁、山药粉、奶粉、盐、玉米粒、玉米淀粉一起搅匀，加少量油，做成面糊，放入锅内煎至两面呈金黄色即可。

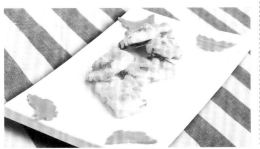

# 茄汁山药

**材料**

山药400克，西红柿2个，西蓝花200克，盐、鸡精、食用油各适量。

**做法**

1. 西蓝花洗净，掰朵焯熟，捞出沥干，用盐、鸡精腌制入味，沿盘边摆好；西红柿洗净，放入沸水中焯至起皮，去皮切片；山药洗净去皮，切片。
2. 锅置于火上，放油，待油八成热后，加入西红柿片翻炒成糊状，倒入适量水和山药片翻炒至熟，放于西蓝花中间即可。

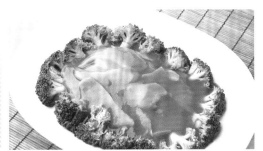

# 山药排骨汤

**材料**

山药100克，排骨500克，盐适量。

**做法**

1. 排骨入沸水汆烫，去浮沫洗净，剁块。
2. 山药去皮洗净，切块。
3. 将山药块和排骨块加水煮沸，转小火续煮40分钟，待排骨块熟透后加盐调味即可。

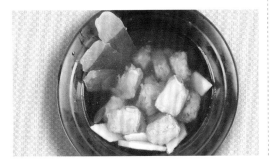

# 山药土茯苓煲瘦肉

**材料**

猪瘦肉400克，山药200克，土茯苓20克，盐适量。

**做法**

1. 山药、土茯苓洗净，沥干备用。
2. 猪瘦肉焯水后切块备用。
3. 锅内放入适量水，加入全部材料，待大火煮沸后，转小火煲3小时，直到药材的药性全部进入汤汁，出锅前加盐调味即可。

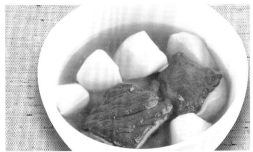

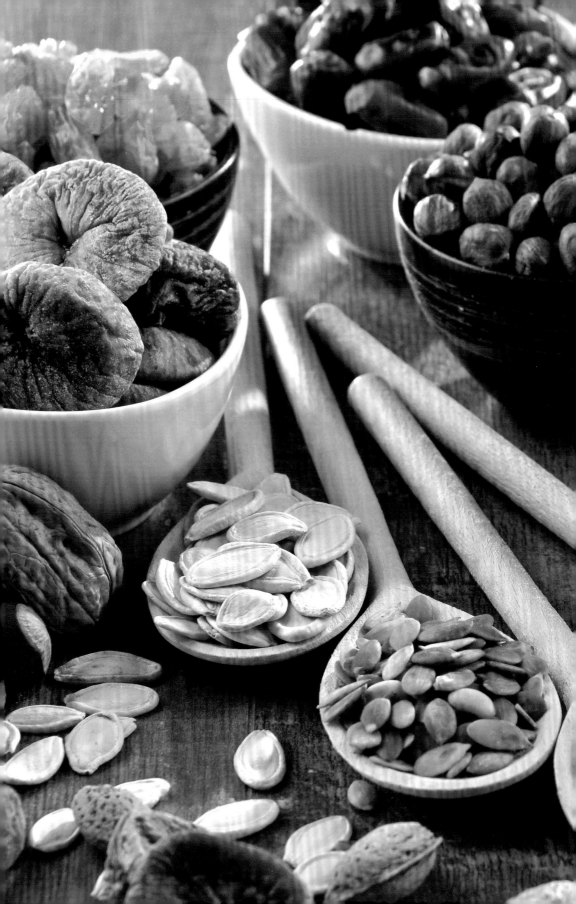

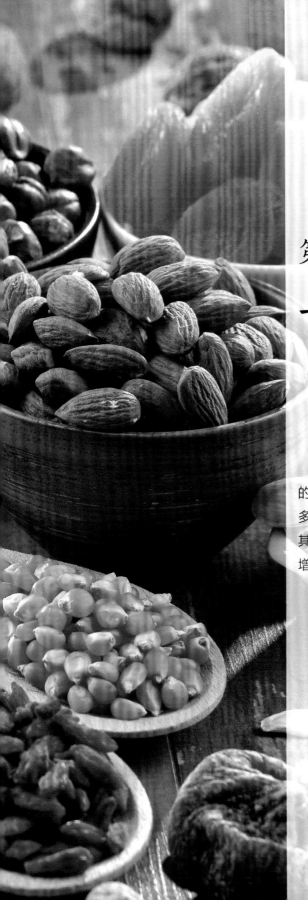

# 第四章
# 干果类

干果，即果实果皮成熟后为干燥状态的果子。干果又分为裂果和闭果，它们大多含有丰富的蛋白质、矿物质、脂类等，其维生素含量也很高，对人体生长发育、增强体质、预防疾病有一定的功效。

# 核桃仁 补肾，温肺，润肠

核桃仁与杏仁、榛子、腰果并称为"四大干果"。核桃仁营养丰富，其主要成分为易吸收的脂肪与蛋白质，并且有将近七成的脂肪都是亚油酸等良质不饱和脂肪酸，能够去除附着于血管上的胆固醇，因此有延缓衰老、预防动脉硬化的功效。

别名：山核桃、羌桃
性味：性温，味甘
原产地：地中海东部沿岸
收获期：8~9月

● 功效
补肾益精。

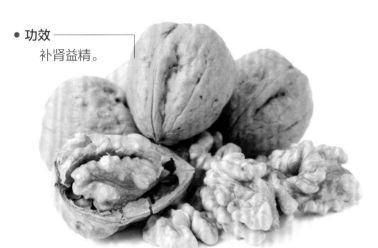

● 核桃树皮
性寒，味苦；具有清热、止痢等功效。

## 📋 经典摘要

《本草纲目》："补气养血，润燥化痰，益命门，利三焦，温肺润肠，治虚寒喘嗽，腰脚重痛。"

《本草衍义》："有人患酒渣风，鼻上赤，将橘子核微炒为末，每用一钱匕，研胡桃肉一个，同以温酒调服，以知为度。"

## 💟 挑选妙招

核桃属于脂肪含量多且容易氧化的食品，因此应该购买新鲜的核桃。挑选时，最好选择不易接触到空气的带壳核桃，食用时再去壳，还要注意核桃是否有虫蛀现象，应选择无虫蛀且有重量感的核桃。

### 🔍 不同品种的核桃

**石门核桃**

石门核桃产于河北，纹细、皮薄、口味香甜，出仁率在50%左右，出油率高达75%，有"石门核桃举世珍"的美誉。

**纸皮核桃**

纸皮核桃产于新疆库车一带，维吾尔族称其为"克克依"，意思就是壳薄。纸皮核桃结果较快，核桃仁含油量高达75%。

**绵核桃**

绵核桃原产于云南、贵州，被认为是珍贵的核桃品种，壳薄肉厚。将两个核桃握在手里，用劲一捏，核桃壳就碎了。

## 🌿 实用偏方

「胆结石」核桃仁50克，冰糖50克，麻油50毫升，三者同蒸熟，10天左右吃完。

「神经衰弱」核桃仁、芝麻、桑叶各30克，三者捣烂成泥做丸，每次服10克。

「慢性支气管炎」核桃仁适量，每次50克，早晚各1次。

「石淋」核桃仁20克，大米100克，二者加水煮成稀粥食用。

## 📖 营养解码

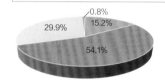

■ 蛋白质　■ 碳水化合物　■ 其他
　脂肪

0.8%
15.2%
29.9%
54.1%

核桃的营养成分

核桃含有许多优良氨基酸。核桃中还含有保护肝脏、提升记忆力的物质。

适量食用核桃可以滋养脑细胞，增强脑功能。

## 👆 膳食专家指南

一般人群均可食用。尤其适合肾虚、神经衰弱、气血不足者，脑力劳动者，以及青少年食用。但阴虚火旺、痰热咳嗽、便溏腹泻、内热盛者及痰湿重者均不宜食用，因为核桃中含有大量油脂，进食后会加重消化系统的负担。

## 😄 功效解读

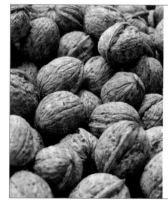

「美肤」核桃可消除面部皱纹，防止肌肤衰老，有护肤护发和防治手足皲裂等功效。

「缓解肺肾亏虚」核桃益肺气、补肾气，单用生、熟食之数粒，日久显效。

「润肤乌发」经常食用核桃，具有润肤、乌发以及益智之效。

## 🙂 储存和清洗小窍门

核桃宜放置在阴凉、干燥处保存，要注意防潮。一般放在有盖的容器里，密封装好。清洗核桃时要注意，带壳的核桃敲破核桃壳，取出核桃仁即可食用，不要清洗；无壳核桃用清水洗净即可。

为了保鲜，核桃可以放在冰箱的冷藏室，温度设置为4℃为佳。

## 🍴 饮食搭配

**宜**

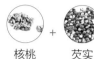 +

核桃　芡实　红枣

具有补脾、温肺、益肾、补血等功效。

核桃　百合

二者同食，有润肺益肾、止咳平喘的功效。

125

## 核桃鱼头汤

材料

桂圆肉25克，鱼头1个，豆腐250克，核桃仁30克，米酒、姜片、葱段、盐、食用油各适量。

**做法**

1. 桂圆肉、核桃仁洗净；鱼头刮去鳞、除去脏物，洗净，吸干水后入油锅略煎；豆腐切块，备用。

2. 将鱼头、桂圆肉、核桃仁、姜片、葱段、豆腐块、米酒一起放入炖锅中，大火煮沸后转小火续煮30分钟左右，出锅前加盐调味即可。

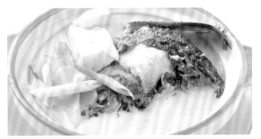

## 凉拌核桃黑木耳

**材料**

黑木耳150克，核桃碎50克，红辣椒、青辣椒、姜、蒜、盐、香油各适量。

**做法**

1. 黑木耳洗净，撕成小块；红辣椒、青辣椒洗净，切丝；姜、蒜去皮，切末。

2. 黑木耳块、红辣椒丝、青辣椒丝焯水，备用。

3. 将核桃碎炒香，碗中放入黑木耳块、红辣椒丝、青辣椒丝、核桃碎和姜末、蒜末，加盐、香油拌匀即可。

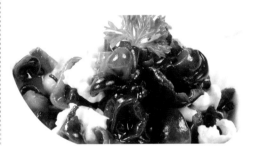

## 香菜拌核桃

**材料**

核桃仁100克，香菜20克，盐5克，香油3克。

**做法**

1. 将核桃仁浸泡15分钟后去皮，用盐腌制。

2. 香菜洗净，切段备用。

3. 将核桃仁与香菜段充分拌匀，调入盐、香油即可。

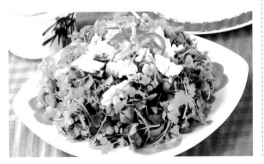

## 核桃豆浆

**材料**

核桃仁200克，黄豆100克，花生仁50克，红枣8颗，白糖适量。

**做法**

1. 黄豆浸泡4小时；核桃仁、花生仁浸泡15分钟，剥皮；红枣洗净，去核。

2. 将除白糖外的所有材料放入豆浆机，加水至上下水位线之间，打成豆浆，过滤后根据个人喜好加适量白糖即可。

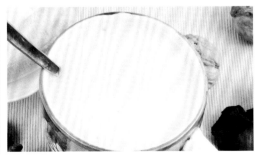

# 鲍鱼果

## 补中益气，健脑养血

鲍鱼果因为看起来非常像鲍鱼，从而得名。其外皮坚硬，果仁香脆，味道清香浓郁，长期食用可健脑、益脑。鲍鱼果有"坚果之王"的美誉。鲍鱼果营养丰富，果仁中蛋白质含量较高。

鲍鱼果果皮非常坚硬，且自然开口的不多，食用时最好借助砸核桃的小榔头或山核桃钳。

别名：巴西栗、巴西坚果
性味：性平，味甘
原产地：南美洲
收获期：9~10月

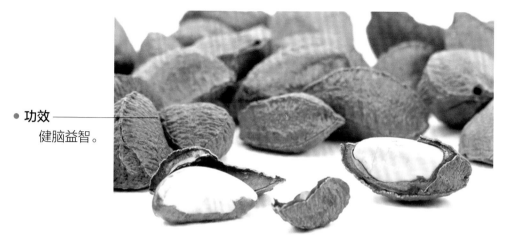

● 功效 ———
　健脑益智。

## 功效解读

「保健作用」鲍鱼果中的有益油脂含量高，Ω-3脂肪酸含量和其他不饱和脂肪酸含量比核桃高，适合患有高血压病、脑血管病等慢性病的患者食用。

「补养身体」鲍鱼果中富含优质油脂，有利于其中的脂溶性维生素在人体内吸收，具有很好的补养作用，比较适合大便干燥、排便困难的人群食用。

## 营养解码

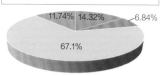

■ 蛋白质　■ 碳水化合物　■ 其他
■ 脂肪

11.74%　14.32%　6.84%
67.1%

鲍鱼果的营养成分

鲍鱼果含有丰富的维生素E、硫胺素、硒等，钙、磷、铁含量也相对较高。它是当今已知富含有机硒最高的坚果。

## 膳食专家指南

一般人群均可食用，鲍鱼果的含油量非常高，肥胖者应尽量少食。

鲍鱼果发生霉变时不要食用，因为它容易受到黄曲霉菌的污染，由此产生一种剧毒物质——黄曲霉毒素。

# 腰果

## 补肾健脾，润肠通便

腰果因形状类似于肾而得名，腰果味道香浓甘甜，香脆可口，是一种营养丰富的干果，既可当零食食用，又可制成美味佳肴。它的可食用部分是着生在假果顶端的肾形部分，长约25毫米，成熟后由青灰色变为黄褐色。腰果也具有一定的食疗作用，因其含有丰富的油脂，可以润肠通便、润肤美容及延年益寿。

别名：鸡腰果、介寿果
性味：性平，味甘
原产地：巴西
收获期：3~6月

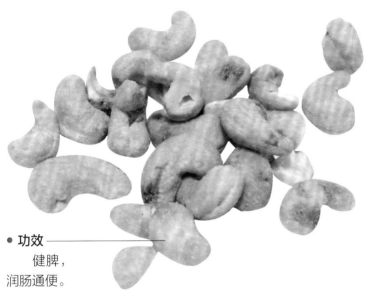

● **腰果树皮**

性平，味甘；可入药，缓解多种疾病。

● **功效**

健脾，润肠通便。

---

📋 **经典摘要**

《本草拾遗》："主渴、润肺、去烦、除痰。"

《海药本草》："腰果主烦躁、心闷、痰、伤寒清涕、咳逆上气。"

😊 **注意事项**

腰果易引起过敏反应，过敏体质者不应食用。食用时，可吃一两粒后，停十几分钟，未出现嘴内刺痒等现象后再食用。如食用腰果后产生过敏反应，需及时送医治疗。

❤ **挑选妙招**

选购腰果时，应该挑选外观呈完整月牙形、颜色较白、气味香浓、油脂丰富、无蛀虫和斑点的。若腰果有黏手或受潮现象，则表示不够新鲜。

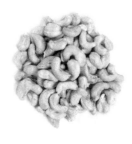

## 🌾 实用美食

「利尿降温」野菜200克，花生、腰果、鸡肉各50克，加蛋清炒熟，加盐调味。

「失眠」腰果、栗子各30克，白果20克，圆白菜、香菇各15克，胡萝卜10克，炒熟加盐调味。

## 📋 营养解码

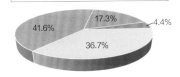

- ■ 蛋白质　■ 碳水化合物　■ 其他
- 脂肪

41.6%　17.3%　4.4%　36.7%

腰果的营养成分

腰果中的蛋白质是一般谷物的两倍之多，并且所含氨基酸的种类与谷物中氨基酸的种类互补。

干果类

## 👆 膳食专家指南

腰果，一般人群均可食用，但由于腰果含有丰富的油脂，胆功能严重不良者，肠炎、腹泻和痰多者应慎食，而且肥胖者也要少食。此外，腰果含有多种过敏原，过敏体质者食用时应特别注意。

## 😋 功效解读

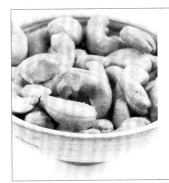

「通乳」腰果具有通乳的作用，可以用于产后乳汁分泌不足的产妇。

「润肠通便」腰果中含有丰富的膳食纤维及油脂，可以促进肠道蠕动，同时还可以使粪便软化，起到通便的作用。

「预防心脑血管疾病」腰果中的某些维生素和微量元素有软化血管的作用，对保护血管、预防心脑血管疾病大有益处。

## 😊 储存和清洗小窍门

腰果适宜放置在阴凉、通风、干燥处保存，最好放在密闭的坛子、罐子中，这样可以保存更长时间。

散装腰果需要用密封包装来隔绝空气中的氧气，放在干燥、阴凉、通风处或者冰箱内。这样可以大大降低腰果腐坏的速度。

## 🍴 饮食搭配

腰果 ＋ 虾仁

具有滋补肝脏、强身健体的功效。

宜

腰果 ＋ 糯米 ＋ 莲子

可起到补润五脏、安神的作用，适于因神经衰弱而引起的失眠。

腰果 ＋ 木瓜 ＋ 猪蹄

适合孕妇食用，腰果和猪蹄都具有催乳的功效。

# 彩椒腰果炒鸡丁

**材料**

腰果100克，鸡肉200克，青椒、红椒各1个，姜、蛋液、盐、淀粉、料酒、蚝油、食用油各适量。

**做法**

1. 腰果先用烤箱烤10分钟左右，晾凉备用。

2. 鸡肉洗净切丁，放入蛋液、料酒、淀粉、盐、蚝油拌匀。

3. 青椒、红椒洗净切丁；姜洗净切末，备用。

4. 锅内放油炒香姜末，放入鸡丁大火翻炒至变色，加入青椒丁、红椒丁、盐炒匀，最后撒入腰果起锅即可。

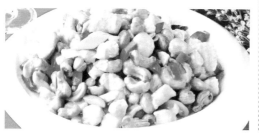

# 腰果饼干

**材料**

腰果200克，黄油250克，面粉300克，白糖70克，鸡蛋1个，椰蓉50克。

**做法**

1. 黄油软化，腰果烤熟。

2. 白糖倒入软化的黄油中，用打蛋器搅打均匀；加入鸡蛋，继续搅打。

3. 筛入面粉和椰蓉，搅拌均匀。

4. 加入烤熟的腰果，搅匀成团；用保鲜膜包好面团，放入冰箱中冷藏2小时至面团变硬；取出面团后，用刀切片，放入烤箱烤熟即可。

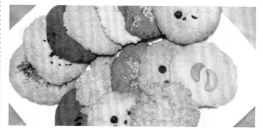

# 腰果花生豆浆

**材料**

黄豆300克，腰果、花生仁各100克，冰糖10克。

**做法**

1. 黄豆洗净，浸泡；花生仁洗净，去皮；腰果洗净，碾成碎粒。

2. 将黄豆、花生仁、腰果碎一起放豆浆机中，加水至上下水位线之间，打成豆浆倒出过滤，放入适量冰糖调味即可。

# 芹菜炒腰果

**材料**

芹菜、腰果、盐、鸡精、橄榄油各适量。

**做法**

1. 将芹菜洗净，切丁，备用。

2. 腰果在热橄榄油中滑一下，捞出控油备用。

3. 锅中倒油，放入芹菜丁、腰果翻炒，出锅前撒上鸡精和盐调味即可。

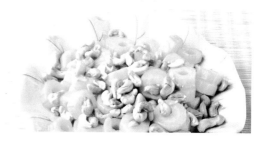

# 杏仁

## 止咳，润肠通便

杏仁分为甜杏仁和苦杏仁两种，主要分布于我国北方，以新疆、河北、辽宁、山东、陕西等省区分布最多。杏仁具有丰富的营养价值，并且具有良好的药用价值，如镇咳、平喘、增强人体免疫力、延缓衰老、调节血脂、补脑益智等。杏仁广泛应用于食品、化妆品及医药等众多领域。

别名：木落子、杏梅仁

性味：性微温或平，味苦或甘

原产地：中亚、西亚、地中海地区

收获期：6~8月

干果类

● 功效
镇咳平喘。

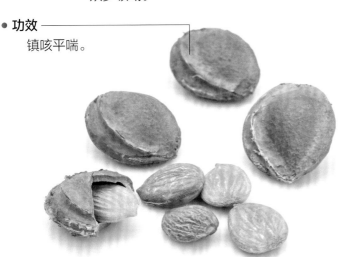

● 杏树皮
可治疗苦杏仁中毒。

## 📋 经典摘要

《药性论》："杏仁治腹痹不通，发汗，主温病，治心下急满痛，除心腹烦闷，疗肺气咳嗽，上气喘促。"

《神农本草经》："主咳逆上气雷鸣，喉痹，下气，产乳金疮，寒心奔豚。"

《名医别录》："主惊痫，心下烦热，风气去来，时行头痛，解肌，消心下急，杀狗毒。"

## 💙 挑选妙招

杏仁应选颗粒大、均匀、饱满、有光泽的，形多为鸡心状、扁圆形或扁长圆形的，仁衣浅黄略带红色、皮纹清楚不深、仁肉白净的。

在挑选杏仁的时候，要选择杏仁的尖部有点扎手的，这才是干燥的杏仁。

## 🔍 苦杏仁和甜杏仁的区别

**大小不同**

苦杏仁是山杏仁的果实，颗粒呈心型，但是比较小；甜杏仁是仁用杏的果实，颗粒呈心形，形状比苦杏仁略大。

**口味不同**

甜杏仁吃起来可能是甜甜的，而苦杏仁有苦味儿。

**药理作用不同**

苦杏仁，性微温，可降气止咳平喘、润肠通便；甜杏仁，性平，可滋阴、润肺止咳，润肠通便作用较苦杏仁显著。一般情况下，苦杏仁不作日常食用，而多作为药材。

## 🌿实用偏方

「风热感冒」苦杏仁、连翘各10克，竹叶12克，薄荷3克，以水煎服，每日1剂。

「风寒咳嗽」苦杏仁10克，生姜3片，白萝卜100克，加水400毫升，温火煎至100毫升，每日1剂，早晚各服1次。

「便秘」麻仁、苦杏仁、芝麻各等份，三者研末后加白蜜炼丸如枣大，每日3丸。

## 营养解码

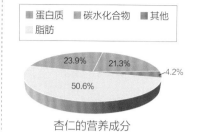

杏仁的营养成分

杏仁具有非常高的营养价值，含有B族维生素、维生素C、芦丁以及钙、磷、铁等成分。

## 🤚膳食专家指南

杏仁，一般人群均可食用，尤其适合呼吸系统疾病及术后放化疗者食用，阴虚咳嗽及泻痢便溏者禁服。

## 😋功效解读

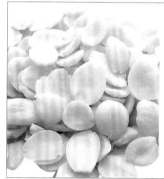

「润肠通便」杏仁富含油脂，质润，可以改善肠燥便秘。

「止咳平喘」苦杏仁可缓解因风寒、风热、燥热引起的咳喘、痰多等症状。

「抗炎、镇痛」苦杏仁苷分解产生的苯甲醛经安息香缩合酶作用生成安息香，安息香具有镇痛作用，可缓解疼痛。

## ☺储存和清洗小窍门

应将杏仁放于密封容器装好，置于阴凉、干燥、通风处保存。清洗杏仁时可将其放于盆内，浸泡2小时后，除去外皮即可。而拆封的杏仁最好置于冰箱，杏仁拆封后应尽快食用，不宜存放太久，以免变质发霉。

## 🍴饮食搭配

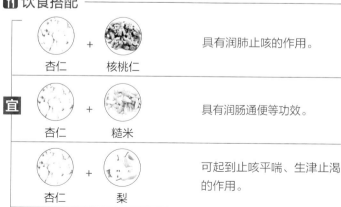

| 宜 | 杏仁 + 核桃仁 | 具有润肺止咳的作用。 |
| --- | --- | --- |
| | 杏仁 + 糙米 | 具有润肠通便等功效。 |
| | 杏仁 + 梨 | 可起到止咳平喘、生津止渴的作用。 |

# 杏仁豆腐

**材料**

甜杏仁30克，琼脂15克，牛奶适量，白糖50克。

**做法**

1. 将甜杏仁洗净，浸泡后去皮，加水磨成浆状后用纱布滤去料渣，即得杏仁浆；琼脂放入碗中，加入适量清水，上笼蒸化后取出，再用纱布滤出杂质，即得琼脂液。

2. 炒锅上火，倒入杏仁浆和琼脂液，放入白糖和牛奶，煮沸搅匀后，起锅放入容器中晾凉，再放入冰箱冷藏，待凝结成冻时取出即可。

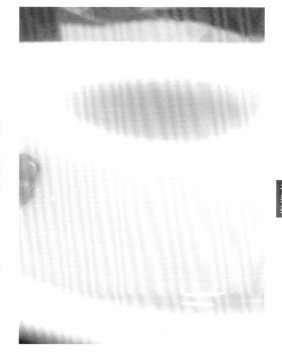

# 杏仁大米粥

**材料**

大米80克，甜杏仁20克，山药30克，白糖或蜂蜜适量。

**做法**

1. 大米洗净，备用；甜杏仁洗净，浸泡2小时；山药洗净去皮，切块。

2. 锅中加水，放入大米、甜杏仁、山药块，大火煮沸后转小火续煮；熬至米烂粥稠时关火，加适量白糖或蜂蜜调味即可。

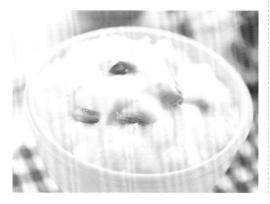

# 菊花杏仁果冻

**材料**

菊花、甜杏仁、果冻粉、蜂蜜各15克，白糖30克。

**做法**

1. 菊花洗净后切碎；甜杏仁去皮捣碎。

2. 将果冻粉和白糖混合，放入菊花碎、甜杏仁碎拌匀，加水300毫升，小火加热至白糖全部溶化后即可关火。

3. 稍凉倒入蜂蜜拌匀，倒入模具中。冷却后扣出即可。

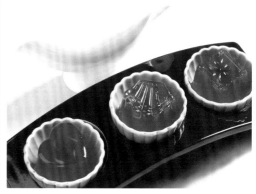

# 开心果 温肾，暖脾

开心果主产于叙利亚、伊拉克、伊朗等地，是一种形似白果的干果。开心果在我国分布于新疆等地，具有很好的食疗作用，可以温肾暖脾、理气开郁、调中顺气，缓解神经衰弱、水肿、贫血、营养不良、慢性泻痢等症。开心果中还含有大量叶黄素，具有保护眼睛的作用。

别 名：必思达、绿仁果
性 味：性温，味辛
原产地：伊朗
收获期：7~9月

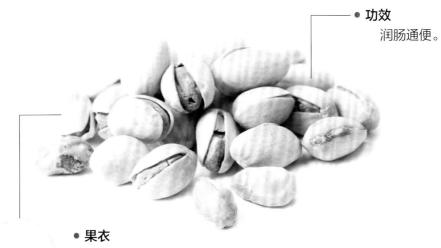

● 功效
润肠通便。

● 果衣
性温，味辛、涩，无毒。

📖 经典摘要

《本草拾遗》："阿月浑子，气味辛温，清无毒。主治诸痢，去冷气，令人肥健……生西国诸蕃，云与胡榛子同树，一岁榛子，二岁浑子也。"

《海药本草》："主腰冷，阴肾虚弱，得水香、山茱萸良。"

《南州记》："无名木生岭南山谷，其实状若榛子，号无名子，波斯家呼为阿月浑子也。"

《本草纲目拾遗》："与榛子同类。"

💗 挑选妙招

选购开心果时，应挑选颗粒大、果实饱满、果壳呈奶白色、果衣呈深紫色、果仁为翠绿色、开口率高的。若果壳呈不自然的白色或果衣变成黄褐色，则可能经过了漂白处理，有害身体健康，不宜购买。成熟的开心果外壳会自动裂开，如没有长熟，加工商会用外力将其夹开，边缘往往会弯曲不齐。

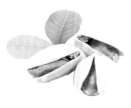

## 🌿 实用偏方

　　「胃痛」去壳开心果1颗，捣碎煎服，能令虫出，一日3服。

　　「心痛」开心果烧灰，冲酒服用。

## 📖 营养解码

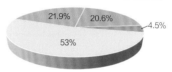

- ■ 蛋白质　■ 碳水化合物　■ 其他
- ■ 脂肪

21.9%　20.6%　4.5%

53%

开心果的营养成分

　　开心果营养丰富，含有维生素A、叶酸、铁等营养物质，开心果中含有的蛋白质、钙和铁均多于米。

干果类

## ✋ 膳食专家指南

　　开心果，一般人群均可食用，可较好地缓解精神压力。但是其热量较高，肥胖者应少吃，特别需要注意的是，开心果含有较多的脂肪，血脂高者应少吃。

　　口腔溃疡及咽喉炎人群应该尽量少食开心果，防止病情加重。

## 😊 功效解读

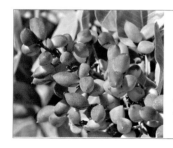

　　「缓解眼睛疲劳」开心果的果衣含有抗氧化物质，所以适量食用开心果，可以在一定程度上保护视网膜。

　　「提升睡眠质量」开心果中含有充足的膳食纤维、蛋白质、不饱和脂肪酸和维生素$B_6$。维生素$B_6$可以促进血清素的分泌，有助于增强睡意，改善睡眠。

## 😊 储存和清洗小窍门

　　将开心果放于密封容器装好，放置在阴凉、通风、干燥处保存，可以保存更长时间。清洗时只需将表皮洗净即可。

## 🍴 饮食搭配

**宜**

 开心果 ＋ 大米　　具有暖脾养胃的作用。

 开心果 ＋  燕麦　　可促进胃肠蠕动，改善便秘。

# 开心果可可西饼

**材料**

黄油150克，糖粉70克，蛋清15克，可可粉、苏打粉各20克，低筋面粉175克，开心果仁适量。

**做法**

1. 将黄油软化，先将糖粉加入黄油中搅打均匀，再分2次加入蛋清拌匀，制成黄油糊；将可可粉、苏打粉、低筋面粉、开心果仁依次加入黄油糊中搅拌成团。

2. 将面团分成25个剂子，搓圆后放在烤盘里，压扁后入炉。

3. 饼干烤好出炉晾凉即可。

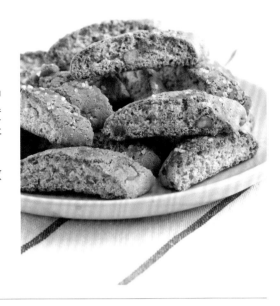

# 开心果脆饼

**材料**

开心果30克，鸡蛋1个，泡打粉2克，面粉100克，白糖适量。

**做法**

1. 鸡蛋打散，加入白糖搅拌；开心果炒熟，去壳。

2. 泡打粉加面粉过筛，倒入鸡蛋液中，用刮刀搅拌并加入开心果。

3. 和成面团，装入保鲜膜中，放冰箱冷藏15分钟，备用。

4. 将面团分成若干剂子，压扁后放入烤箱烤熟即可。

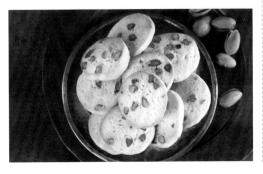

# 开心果蔬菜沙拉

**材料**

开心果100克，圣女果6个，红椒、黄椒各1个，黄瓜1根，柠檬汁、沙拉酱各适量。

**做法**

1. 开心果炒熟，去壳。

2. 圣女果、红椒、黄椒、黄瓜分别洗净，切块。

3. 将开心果、圣女果块、红椒块、黄椒块、黄瓜块拌匀，调入柠檬汁、沙拉酱，继续拌匀即可。

**圣女果**

延缓衰老、防癌

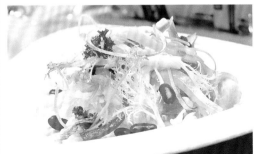

# 开心果黑糯米糕

## 材料

黑糯米50克，开心果20克，白糖10克。

## 做法

1. 黑糯米洗净，浸泡1小时；开心果炒熟，去壳。

2. 将黑糯米放入盆中，加入白糖，搅拌均匀。

3. 将拌匀的黑糯米放到蒸笼中蒸熟，分成小份，放上开心果摆盘即可。

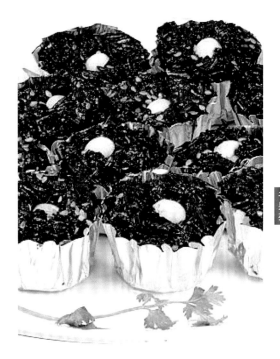

# 开心果豆浆

## 材料

开心果30克，枸杞子20克，黄豆50克，白糖10克。

## 做法

1. 黄豆、枸杞子洗净，浸泡；开心果炒熟，去壳。

2. 将黄豆、枸杞子、开心果放入豆浆机，加水至上下水位线之间，打磨成浆。

3. 滤去豆渣，倒入杯中加适量白糖即可。

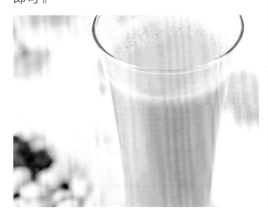

# 开心果高粱酥

## 材料

开心果50克，高粱粉80克，鸡蛋1个，低筋面粉100克，盐适量。

## 做法

1. 开心果炒熟，去壳；鸡蛋打散成蛋液，备用。

2. 低筋面粉、高粱粉、盐、鸡蛋倒入盆中混匀，揉成面团。

3. 把面团分为剂子，沾上开心果后压成面饼，入烤箱烤熟即可。

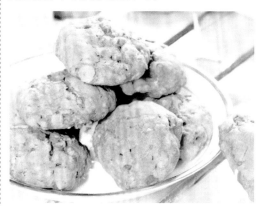

# 榛子

**调中，开胃，明目**

榛子在世界范围内有近 20 个品种，分布于亚洲、欧洲及北美洲，在中国境内有 8 个种类、2 个变种，主要分布于东北、华东、华北、西北及西南地区。它形似栗子，外壳坚硬，果仁肥白而圆，口感较好，因此深受欢迎。榛子营养丰富，钙、磷、铁含量都很高，有"坚果之王"的美誉。榛子也是世界上四大干果（核桃仁、杏仁、榛子、腰果）之一。

别名：山板栗、尖栗
性味：**性平，味甘**
原产地：地中海沿岸
收获期：9~10月

**● 榛子花**

性平，味甘；具有止血、消肿、敛疮的功效。

**● 功效**

补脾胃，明目，益气力。

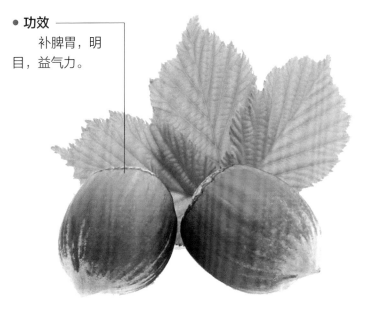

## 经典摘要

《开宝本草》："榛子，生辽东山谷。树高丈许，子如小栗，行军食之当粮，中土亦有。"

《本草图经》："桂阳有榛而丛生，实大如杏子，中人皮子形色，与栗无异也。"

《本草纲目》："榛树，低小如荆，丛生。冬末开花如栎花，成条下垂，长二三寸，二月生叶，如初生樱桃叶，多皱纹而有细齿及尖；其实作苞，三五相粘，一苞一实，实如栎实，下壮上锐。"

## 挑选妙招

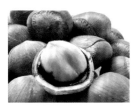

榛子以个大饱满、壳薄白净、出仁率高、干燥、含油量高者为佳。挑选方法应以取仁观察为主。果仁丰满为上，干瘪为次。仁衣色泽以黄白为上，暗黄为次，褐黄更次。仁衣泛油则是变质的标志，仁肉白净新鲜为上，有油迹"菊花心"为次。果仁泛油、黏手、黑褐色、有哈喇味的表示已经严重变质，不能食用。

## 🌿 实用偏方

「**不思饮食**」将榛子炒熟，勿焦。随时食用，去壳嚼肉，量不拘。

「**蛔虫病**」榛子仁60克，空腹细嚼咽下，小儿用量酌减。

「**病后体虚**」榛子仁15克，藕粉50克，白糖适量。榛子仁炒黄研末，加入藕粉，用沸水冲调后加适量白糖，晾凉后食用。

## 📋 营养解码

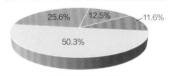

- 🔲 蛋白质
- 🔲 碳水化合物
- ■ 其他
- 脂肪

25.6%　12.5%　11.6%
50.3%

榛子的营养成分

榛子对于肾气不足的症状，如盗汗、夜尿多等，都有一定的缓解作用。

## 🖐 膳食专家指南

榛子，一般人群均可食用，尤其适合饮食减少、体倦乏力、眼花、消瘦者及糖尿病患者食用。但榛子含有丰富的油脂，胆功能严重不良者应慎食。需要注意的是，存放时间较长的榛子不宜食用。

## 😊 功效解读

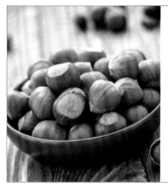

「**润肠通便**」榛子中富含不饱和脂肪酸，能够润滑胃肠道，加速肠道内的废物排出体外。

「**强壮体魄**」榛子中的磷、钙量较高，有利于人体骨骼、牙齿的生长发育。

「**明目**」榛子中含有丰富的维生素A、硫胺素、核黄素及烟酸，有利于维持正常视力和上皮细胞的正常生长及神经系统健康。

## 😊 储存和清洗小窍门

榛子宜放置在阴凉、通风、干燥处保存，放在密闭坛子、罐子中，可以保存更长的时间。清洗榛子时只需洗净表皮即可。

容易受潮是储存榛子的一个关键问题，干茶叶具有很好的吸水防潮作用，因此家里没吃完的榛子建议与少量干茶叶一同存放。

## 🍴 饮食搭配

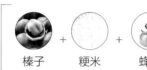

宜

榛子　+　粳米　+　蜂蜜

具有补气健脾、温肾的功效。

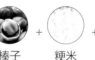

榛子　+　粳米　+　枸杞子

可起到养肝益肾、明目的作用。

# 杏仁榛子豆浆

**材料**

黄豆60克，榛子、甜杏仁各30克，牛奶适量。

**做法**

1. 黄豆洗净，浸泡6~8小时；榛子、甜杏仁分别洗净浸泡，去壳备用。

2. 将黄豆、榛子、甜杏仁放入豆浆机中，加水至上下水位线之间，按下"豆浆"键。

3. 待豆浆机提示豆浆做好后，滤渣倒入碗中，放入牛奶搅拌均匀即可。

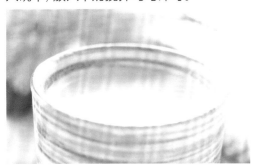

# 桂圆榛子粥

**材料**

榛子30克，桂圆肉、玉竹各20克，大米90克，盐适量。

**做法**

1. 将榛子去壳，去皮，洗净切碎；桂圆肉、玉竹均洗净；大米泡发，洗净。

2. 锅置火上，注入清水，放入大米，用大火煮至米粒开花；放入榛子碎、桂圆肉、玉竹，用中火煮至熟，加盐调味即可。

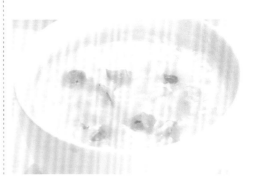

# 绿豆榛子豆浆

**材料**

榛子100克，绿豆50克，黄豆80克，白糖适量。

**做法**

1. 将榛子、绿豆、黄豆洗净，浸泡。

2. 所有材料倒入豆浆机中，加水至上下水位线之间，按下"豆浆"键，打成豆浆后过滤残渣。

3. 倒入杯中加适量白糖即可。

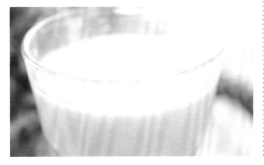

# 榛子巧克力

**材料**

巧克力、榛子各100克。

**做法**

1. 榛子去壳。

2. 将巧克力隔水熔化，加入榛子仁，倒入模具中晾凉即可。

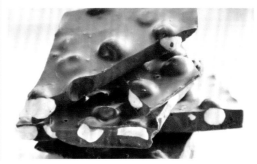

# 松子

**润肺，滑肠**

松子即松树的种子，营养丰富，脂肪、蛋白质、碳水化合物等含量都很高。在中药里，松子是一种很重要的药材，经常食用有利于身心健康，可滋润皮肤、延年益寿。

别名：海松子、新罗松子
性味：性温，味甘
原产地：北半球地区
收获期：5~6月

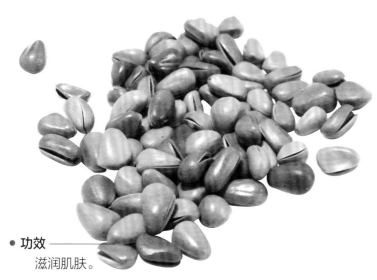

● **松树皮**

性温，味苦、涩；可收敛，生肌。

● **功效**

滋润肌肤。

● **松针**

性温，味苦、涩，无毒；松针外用可治冻疮。

## 🔖 经典摘要

《本草从新》："便溏精滑者勿与，有痰湿者亦忌。"

《本草纲目》："海松子，释名新罗松子，气味甘小无毒；主治骨节风、头眩、去死肌、变白、散水气、润五脏、逐风痹寒气，虚羸少气补不足，肥五脏，散诸风、湿肠胃，久服身轻，延年不老。"

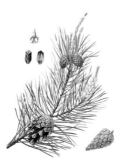

## 💗 挑选妙招

选购松子时，以颜色红亮、个头均匀、果仁饱满、开口较大的为佳品。若其果壳呈不自然的颜色，则可能经过了漂白，有害身体健康。个头较小、果实不饱满或未开口的为次品，不宜购买。松子最佳的购买季节是冬季，冬天的松子营养价值较高。

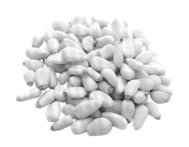

## 🌿 实用偏方

「冻疮」松子30克，菜籽油适量，松子捣烂加菜籽油调成糊状，敷于患处。

「痔疮出血」松子仁适量，每日嚼食松子3次，每次5克。

「咳嗽咽干」松子30克，核桃60克，二者研末，加蜂蜜煮沸，温水冲服。

## 📖 营养解码

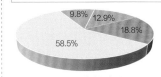

松子的营养成分

■ 蛋白质 ■ 碳水化合物 ■ 其他 ■ 脂肪

9.8% 12.9% 18.8% 58.5%

松子中富含不饱和脂肪酸，其中还含有少量蛋白质、碳水化合物、维生素以及矿物质等成分。

久食松子可健身心，滋润皮肤。

## 🖐 膳食专家指南

松子特别适合中老年体质虚弱及久咳无痰者食用。便秘、慢性支气管炎、心脑血管疾病患者也可多食，但咳嗽痰多、便溏、腹泻者忌食。松子富含油脂，故胆功能严重不良者应慎食。

## 😊 功效解读

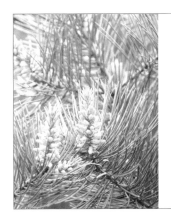

「健脑益智」松子中所含的不饱和脂肪酸可增强脑细胞代谢，增强记忆力。松子中所含的微量元素，有益于大脑和神经生长发育，是学生和脑力工作者的健脑佳品，同时可以有效预防阿尔茨海默病。

「润肠通便」中医认为，松子具有润燥滑肠的作用，非常适合体虚、便秘、咳嗽者食用，松子的通便作用缓和，对年老体弱、产后、病后便秘者尤为适用。

「美容养颜」松子可有效软化血管、延缓衰老，不仅对老年人的健康有很大帮助，还是美容养颜的理想食物。

## 🙂 储存和清洗小窍门

如果松子放在潮湿处，容易霉烂，如果放在阳光暴晒处，又容易开裂。因此，松子较适宜放置在阴凉、通风、干燥处保存。散装的松子最好放在密封的容器里，以防油脂氧化，存放时间过长的松子会产生哈喇味，不宜食用。清洗时只需洗净表皮即可。

## 🍴 饮食搭配

| 宜 | 松子 + 大米 | 松子与大米同食，可改善肺燥咳嗽及大便干结。 |
| --- | --- | --- |
| | 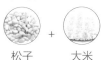 松子 + 鸡油 | 松子搭配鸡油，具有滋养肌体、润燥止咳、通便等功效。 |
| |  松子 + 核桃 + 蜂蜜 | 松子、核桃及蜂蜜可起到润燥止咳的作用。 |

# 松仁玉米

**材料**

松子仁20克，玉米粒200克，盐5克，味精3克，豌豆、食用油各适量。

**做法**

1. 松子仁洗净，备用；豌豆洗净，焯烫。
2. 油锅烧热，放入松子仁炒香盛出。
3. 锅中加油烧热，加入玉米粒、豌豆炒熟，再加入松子仁、盐、味精即可。

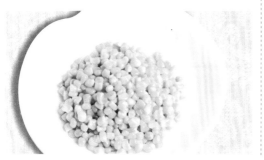

# 松子炖豆腐

**材料**

松子仁30克，豆腐150克，莲子50克，花生仁20克，酱油10毫升，香油5毫升，白糖、盐、食用油各适量。

**做法**

1. 松子仁、花生仁、莲子洗净，入锅煮熟；豆腐切块，备用。
2. 锅中倒油，油热后放盐和白糖，再加入松子仁、花生仁、莲子、豆腐块、酱油和适量水，大火煮沸，淋入香油即可。

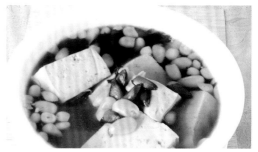

# 松子鸡丁

**材料**

鸡肉250克，松子仁、核桃仁各20克，鸡蛋1个，葱末、姜末、盐、食用油、生抽、淀粉、辣椒块各适量。

**做法**

1. 鸡肉洗净切丁，用蛋清、淀粉抓匀，入油锅滑炒后沥油；核桃仁、松子仁炒熟备用；葱末、姜末、盐、生抽、辣椒块调成料汁备用。
2. 锅置火上，放入料汁煮沸；倒入鸡丁、核桃仁、松子仁炒匀即可。

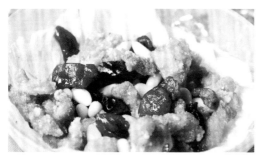

# 松仁粥

**材料**

松子仁15克，大米100克，红枣、白糖各适量。

**做法**

1. 大米洗净，入锅煮粥备用；松子仁、红枣洗净，备用。
2. 将松子仁、红枣放入大米粥中煮沸，放入适量白糖即可。

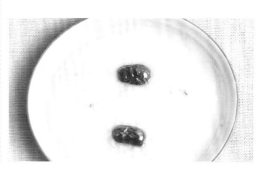

# 栗子

**强筋补肾，益气健脾**

栗子主要分布于我国北京、河北、山东、河南等地，是我国的著名坚果之一，我国的栗子年产量位居世界首位。据记载，殷商时期栗树在我国就已广泛栽培。栗子营养丰富，与枣、柿子并称为"铁秆庄稼""木本粮食"。

别名：板栗、大栗、栗果
性味：性温，味甘
原产地：中国
收获期：9~10月

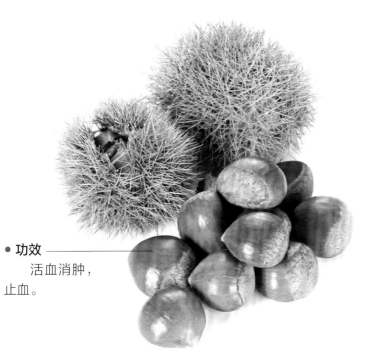

● 栗树叶

性平，味甘，无毒；可清肺止咳，解毒消肿。

● 栗树根

性平，味微苦，无毒；可行气止痛，活血调经。

● 功效

活血消肿，止血。

## 📋 经典摘要

《本草图经》："栗房当心一子谓之栗楔，活血尤效，今衡山合活血丹用之。果中栗最有益。治腰脚宜生食之，仍略暴干，去其水气，惟患风水气不宜食，以其味咸故也。"

《玉楸药解》："栗子，补中助气，充虚益馁，培土实脾，诸物莫逮。但多食则气滞难消，少啖则气达易克耳。"

《本草纲目》："有人内寒，暴泄如注，令食煨栗二三十枚顿愈。肾主大便，栗能通肾，于此可验。"

## 💗 挑选妙招

选购栗子时，要挑选有光泽、圆润、有重量感的。新鲜的栗子果仁淡黄、结实、肉质细密、水分较少、甜度高、口味佳。不新鲜的栗子，外壳会出现皱纹，也没有光泽。陈年栗子的绒毛比较少，只在尾尖有一点点。新鲜栗子尾部绒毛一般比较多。

## 🌿 实用偏方

「鼻出血」栗子20克，炒炭存性研末，用米汤送服。

「漆疮」栗树皮30克，水煎外洗患处。

「消化不良」栗子50克，大米100克，煮成栗子粥食用。

「失眠多梦」栗子10颗，龙眼肉10克，二者加适量大米煮粥，每日1次。

## 📊 营养解码

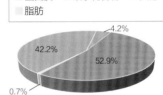

■ 蛋白质　■ 碳水化合物　■ 其他
▨ 脂肪

4.2%
42.2%
52.9%
0.7%

栗子的营养成分

栗子中含有丰富的维生素C，含量是苹果的好几倍。栗子所含的矿物质也很全面，有钾、镁、铁、锌、锰等，钾含量尤为突出。

栗子中含有较丰富的碳水化合物，还含有一定量的蛋白质、脂肪。

## 🍽 膳食专家指南

栗子特别适合年老肾虚、腰酸腰痛、腿脚无力、小便频多、内寒泄泻者食用。婴幼儿，脾胃虚弱、消化不良者及风湿病患者不宜多食。栗子淀粉含量很高，食用过多会升高血糖，所以糖尿病患者也不适合食用。

## 😃 功效解读

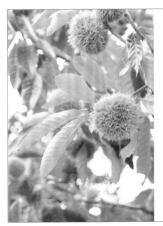

「补充营养」栗子与其他种子类干果相同，都富含蛋白质和脂肪，它还富含碳水化合物，能为人体提供足够的热量，帮助脂肪代谢，保障人体基本营养物质的供应。

## 😊 储存小窍门

栗子宜放置在通风、干燥处保存，最好放在密闭的坛子、罐子中，这样可以保存更长的时间。

如果栗子保存不当，极易失水、发芽和腐烂变质。

## 🍴 饮食搭配

 +

栗子　　薏米

栗子与薏米搭配食用，能补脾益胃、利湿止泻。

宜

 +

栗子　　鸡肉

栗子健脾，鸡肉益气养血，二者搭配食用更有利于人体吸收营养。

 +

栗子　　白菜

栗子与白菜同食，有健脾润燥的效果。

# 栗子鸡煲

**材料**

鸡肉600克，栗子300克，胡萝卜100克，冬菇6个，生粉、葱花、冰糖、姜片、姜汁、食用油、生抽、盐各适量。

**做法**

1. 鸡肉洗净切块，用生抽、姜汁腌制1小时左右。

2. 栗子洗净去壳；冬菇洗净，浸软去蒂切条，用食用油、生粉拌匀；胡萝卜洗净，切片。

3. 油锅上火，爆香姜片、葱花，放入冬菇条翻炒后盛出；接着倒入栗子、生抽，慢火炖煮20分钟。

4. 下冬菇条、鸡肉块、冰糖，慢火续煮10分钟后下胡萝卜片，煮沸后加盐调味即可。

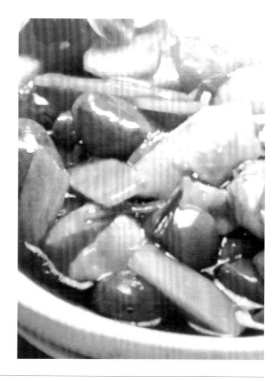

# 栗子红烧肉

**材料**

五花肉750克，栗子300克，葱段、姜片、水淀粉、盐、味精、白糖、料酒、酱油、鸡汤、八角、桂皮、食用油各适量。

**做法**

1. 五花肉切块，用白糖腌匀，放入油锅中煸炒后捞出；栗子去壳。

2. 葱段、姜片入锅翻炒，倒入料酒、酱油、鸡汤，随后将五花肉、盐、味精、八角、桂皮一次下锅，汤沸后转小火续煮。

3. 栗子用温油浸炸，待肉将烂时下锅，肉烂时往锅中加入水淀粉即可。

# 栗子枸杞子粥

**材料**

栗子200克，大米、枸杞子各100克，盐适量。

**做法**

1. 大米洗净；栗子焯烫后冲凉，剥壳。

2. 锅中加水、栗子和大米，以大火煮沸后转小火熬煮成粥。

3. 煮好时撒入枸杞子和盐即可。

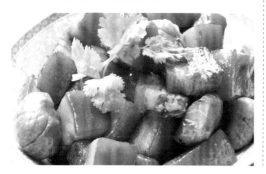

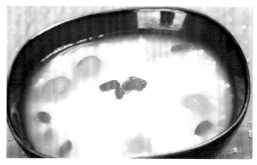

# 葵花子

## 透疹止痢，通气透脓

葵花子是向日葵的种子，是人们日常生活中常见的零食。葵花子还可以作为制作糕点的原料。葵花子含有大量油脂，因此还是重要的榨油原料。葵花子油是近几年来深受营养学界推崇的健康油脂。

别名：向日葵子、天葵子
性味：性平，味甘
原产地：北美洲
收获期：7~9月

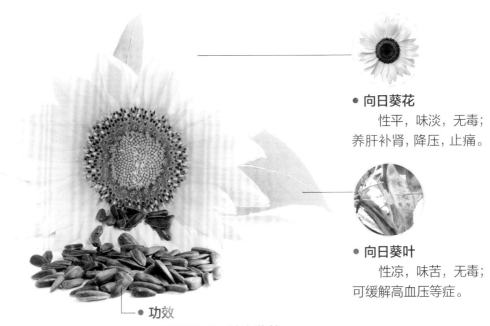

● **向日葵花**

　　性平，味淡，无毒；养肝补肾，降压，止痛。

● **向日葵叶**

　　性凉，味苦，无毒；可缓解高血压等症。

└● **功效**

　　改善肤质，补充营养。

## 📋 经典摘要

《采药书》："通气透脓。"
《国药的药理学》："向日葵油为被覆药。"
《福建民间草药》："可治血痢。"

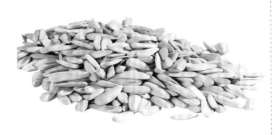

## ❤ 挑选妙招

　　选购葵花子时，应挑选壳黑，中心鼓起，仁肉饱满肥厚、色泽纯白的。用牙齿咬，壳易分开、声音实而响，表明比较干燥。优质葵花子有清香的气味，劣质的葵花子会有发霉的味道。要挑选品质好的葵花子，最好去商品流动率较高的超市购买。

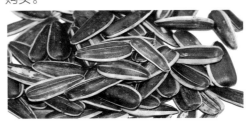

## 实用偏方

「蛲虫病」葵花子适量，去壳，临睡前空腹嚼服。

「高血压，头晕头痛」葵花子30克，大米60克，二者加水煮粥食用。

「眩晕」葵花子、黑芝麻各100克，桑叶60克，三者研末后拌匀，炼蜜为丸，早晚各服10克。

「便秘」葵花子、蜂蜜各适量，用葵花子蘸取蜂蜜食用。

## 营养解码

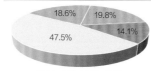

- 蛋白质
- 碳水化合物
- 其他
- 脂肪

18.6%　19.8%
47.5%　14.1%

葵花子的营养成分

葵花子含有丰富的不饱和脂肪酸、优质蛋白、钾、磷、钙、镁、硒及维生素E、硫胺素等营养元素，现代研究表明葵花子油有抑制血栓形成的作用。

## 膳食专家指南

一般人群均可食用，特别适宜高脂血症、动脉粥样硬化、高血压、神经衰弱及蛲虫病患者食用。需要注意的是，多食炒后的葵花子易导致口干、口疮、牙痛等症状。

## 功效解读

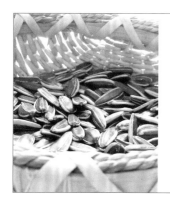

「补血安神」葵花子具有缓解失眠、增强记忆力的作用，对动脉粥样硬化、高血压、冠心病都有一定的预防作用。

「补充营养」葵花子营养丰富，含有丰富的不饱和脂肪酸、胡萝卜素等，并含有蛋白质、碳水化合物、多种维生素及锌、铁、钾、镁等矿物质。

「安定情绪」葵花子中含有丰富的维生素E，可安定情绪。

## 储存和清洗小窍门

葵花子宜放置在阴凉、通风、干燥处保存，用袋子密封装好，保存时间会更长。

若葵花子已经去壳、磨碎或榨油，可将它们放在冰箱里，以防变质。

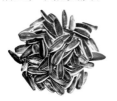

## 饮食搭配

 +

葵花子　蜂蜜

葵花子与蜂蜜搭配，对改善便秘有很好的效果。

宜

 +

葵花子　芹菜

非常适合高血压患者食用。

# 瓜子饼干

**材料**

面粉85克，葵花子仁50克，玉米淀粉55克，蛋黄1个，白糖、泡打粉、苏打粉、花生油各适量。

**做法**

1. 将蛋黄打散，与剩余所有材料一起倒入容器中，混合搅拌，揉成面团。

2. 将面团分成小圆球，放在烤盘中按扁。

3. 烤箱预热，将烤盘放入中层，170℃烤制20分钟即可。

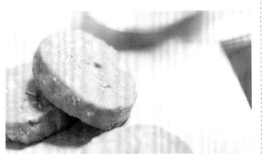

# 瓜子酥

**材料**

南瓜子仁35克，葵花子仁20克，鸡蛋2个，白糖、玉米油、低筋面粉、苏打粉各适量。

**做法**

1. 鸡蛋打散后加入白糖拌匀。

2. 蛋液过筛后倒入低筋面粉、苏打粉、玉米油。

3. 在面糊中加入南瓜子仁、葵花子仁。

4. 用勺子将面糊均匀地舀在烤盘上，烤箱150℃预热，中层烤制8分钟左右即可。

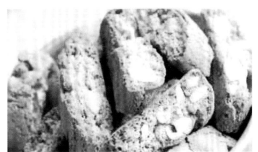

# 葵花子粥

**材料**

糯米、葵花子仁各100克，盐适量。

**做法**

1. 糯米洗净，浸泡半小时后捞出，沥干水分。

2. 葵花子去壳，备用。

3. 锅中加水、葵花子仁、糯米，大火煮沸后转小火续煮15分钟，加盐调味即可。

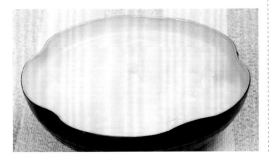

# 糯香葵花子

**材料**

糯米粉、葵花子仁各150克，白糖30克，淀粉50克。

**做法**

1. 将糯米粉、淀粉混匀，加水、白糖，揉成面团。

2. 将面团分成掌心大小的剂子，蘸上葵花子仁。

3. 将葵花子仁生坯放置蒸笼中，蒸20分钟左右取出即可。

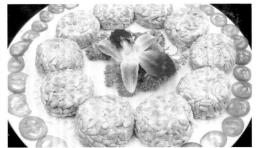

# 南瓜子 <sub>驱虫</sub>

南瓜又名番瓜、饭瓜，在我国各地均有种植。夏、秋两季采收成熟果实，除去瓤膜后晒干或焙干即得南瓜子。食用时多去除种壳，称南瓜子仁。南瓜子可用于治疗绦虫病、蛔虫病、血吸虫病等。

别名：番瓜子、饭瓜子
性味：性平，味甘
原产地：北美洲
收获期：9~10月

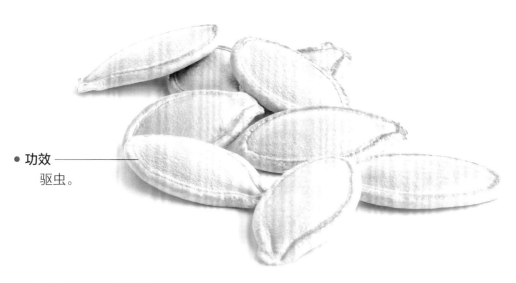

● 功效
驱虫。

● 南瓜蒂
性平，味苦、微甘；解毒，利水，安胎。

## 📋 经典摘要

《滇南本草》："横行经络，利小便。"
《本草纲目》："补中益气。"
《医林纂要》："益心敛肺。"
《中国药植图鉴》："煮熟用纸敷贴干性肋膜炎、肋间神经痛患处，有消炎止痛的功效。"

## 💙 挑选妙招

选购时，最好购买密封包装的产品。购买散装南瓜子时，要注意挑选表面无斑纹、色泽洁白、颗粒均匀的。品质较好的南瓜子片粒阔大、种仁饱满、壳面洁白、有自然光泽。壳形瘪瘦、颗粒不匀者质量差。

## 实用偏方

「产后缺乳」南瓜子15克，南瓜子仁捣烂成泥，冲入沸水后加白糖调味即可，早晚空腹各服1次。

「百日咳」南瓜子瓦上炙焦，研末后加少许红糖调服，一日数次。

「驱虫」南瓜子120克，炒熟后研末，加蜂蜜（或白糖）温水送服，一日2次。

「血吸虫病」南瓜子炒黄后研末，每日100克，分2次加白糖温水冲服，以15日为一个疗程。

## 营养解码

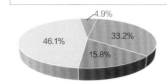

南瓜子的营养成分

南瓜子营养价值较高，含丰富的不饱和脂肪酸、蛋白质、维生素、胡萝卜素等物质。

## 膳食专家指南

生活在卫生条件较差地区的人可以经常食用南瓜子以驱虫。南瓜子适合蛔虫病、蛲虫病、绦虫病、吸虫病、钩虫病患者食用，也适合产后手足水肿、缺乳、糖尿病及前列腺增生者食用。但胃热者宜少食，否则会感到脘腹胀闷。

南瓜子含有丰富的维生素和微量元素，对改善体质、提高免疫力有很大帮助。

## 功效解读

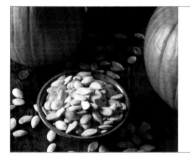

「驱虫」南瓜子提取物有驱虫作用，对绦虫、蛔虫等作用明显。

「改善泌尿问题」南瓜子中的有效成分对预防前列腺增生及尿失禁有良好效果。

## 储存和清洗小窍门

南瓜子宜放在阴凉、通风、干燥处保存，避免阳光暴晒，不然南瓜子会流失水分。存放在玻璃缸或塑料袋中，可以保存更长时间。清洗时只需把表皮洗净即可。

## 饮食搭配

| 宜 | | | |
|---|---|---|---|
|  南瓜子 | + | 薏米 | 南瓜子与薏米同食，有健脾利水、消肿的作用。 |
|  南瓜子 | + | 花生 | 南瓜子与花生一同食用，可改善营养不良。 |
|  南瓜子 | + | 冰糖 | 南瓜子与冰糖搭配，可缓解小儿咽喉肿痛。 |

# 茶香南瓜子

**材料**

南瓜子300克，茶叶、冰糖、盐、绿茶粉、八角、桂皮各适量。

**做法**

1. 茶叶入锅，加水煮沸后转小火，放入冰糖、八角、桂皮和南瓜子拌匀烹煮，汤汁烧至一半时，再放入盐煮至汤汁收干，捞出沥干水分，拌入绿茶粉。

2. 将拌好的南瓜子放在盘中摊开，放入微波炉中小火烘2分钟，取出搅匀后放入微波炉中再用小火烘2分钟，依照此步骤反复几次至南瓜子烘干即可。

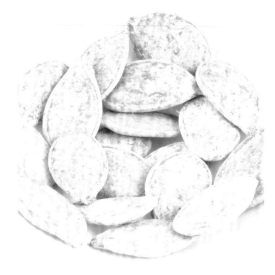

# 南瓜子蛋糕

**材料**

南瓜子仁35克，葵花子仁10克，鸡蛋2个，白糖、玉米油、低筋面粉、苏打粉、椰子粉各适量。

**做法**

1. 1个全蛋、1个蛋黄、白糖混合后打匀，加入玉米油继续搅打成油糖液。

2. 低筋面粉、苏打粉拌匀筛入油糖液中，加入椰子粉拌至无干粉状。

3. 将剩下的蛋白打发，加入做法2中拌成面糊，将面糊倒入模具中，表面撒上南瓜子仁和葵花子仁，放入烤箱烤制25分钟左右即可。

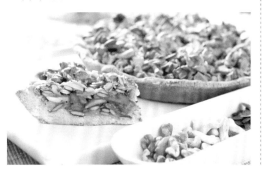

# 千层蛋糕

**材料**

面粉1 250克，葡萄干、南瓜子仁各125克，酵母250克，花生仁100克，食用碱10克，白糖适量。

**做法**

1. 面粉、酵母加水拌匀，揉透发酵。

2. 面团中加入食用碱、白糖揉匀，擀成几个同等大小的面皮。

3. 在一张面皮上撒葡萄干、南瓜子仁、花生仁，盖上另一张面皮，重复以上步骤至材料用完。

4. 将面皮四周压紧，制成蛋糕坯，上笼用大火蒸熟即可。

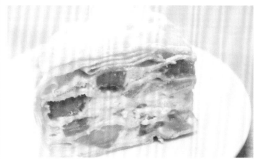

# 西瓜子

**清肺润肠，和中止渴**

西瓜子为葫芦科植物西瓜的种子，可供食用或药用。西瓜子中含有丰富的蛋白质、脂肪、B族维生素等营养物质，常吃能延年益寿。

别名：黑瓜子

性味：性平，味甘

原产地：美洲、非洲

收获期：6~10月

● **功效**

清肺化痰，促进消化。

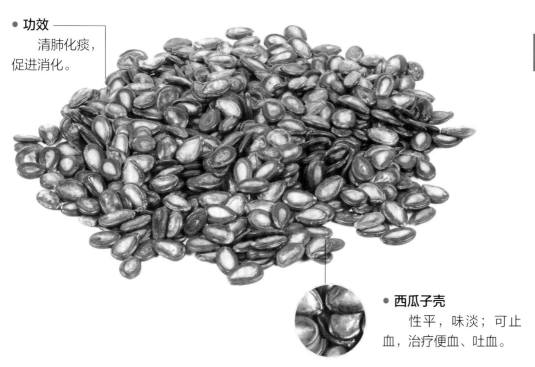

● **西瓜子壳**

性平，味淡；可止血，治疗便血、吐血。

---

📁 **经典摘要**

《本草纲目》："清肺润肠，和中止渴。"

《随息居饮食谱》："生食化痰涤垢，下气清营；一味浓煎，治吐血，久嗽。"

😊 **西瓜子食品加工**

西瓜子味道甘甜，也是深受人们欢迎的休闲食品之一，是日常零食的代表。专门种植的西瓜取其种子，颗粒较大才有加工利用的价值。西瓜子经过加工可制成五香瓜子、奶油瓜子、奶盐瓜子、酱油瓜子等。

💙 **挑选妙招**

挑选西瓜子时，应挑选外壳颜色黑白分明，壳面平整，有光泽，颗粒整齐，身干、仁肉肥厚的。品质佳的西瓜子易嗑裂，仁肉白净有光泽，无哈喇味。如果西瓜子仁肉白而萎或中心带红，又或是仁肉黄熟，则表示质次或已变质。

☺ **储存和清洗窍门**

西瓜子宜放置在阴凉、通风、干燥处保存，避免阳光直射。清洗西瓜子时，只需清洗至西瓜子表皮干净即可。

# 山楂瓜子糕

**材料**

山楂500克，藕粉15克，白糖100克，西瓜子仁适量。

**做法**

1. 山楂洗净切半，去底去核；锅里加水250毫升、山楂，小火煮20分钟至山楂软烂。

2. 待山楂稍凉后，将山楂连同剩余的汤汁一起放入搅拌机内搅打成果泥。

3. 山楂果泥和西瓜子仁入锅，加入白糖，小火慢煮至果泥黏稠。

4. 藕粉加水溶化后倒入锅中，小火搅拌至无干粉后趁热倒入容器内，待冷却后切块食用即可。

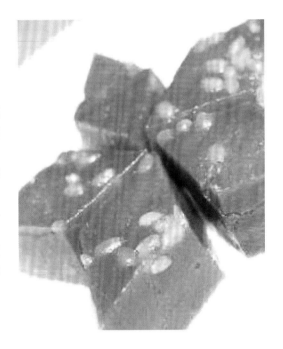

# 小米西瓜子粥

**材料**

小米100克，西瓜子30克，盐适量。

**做法**

1. 西瓜子洗净，去壳备用。

2. 小米洗净，浸泡半小时，捞出沥干。

3. 锅中加水，放入小米，大火煮沸后加西瓜子仁，转小火慢熬至粥成后调入盐即可。

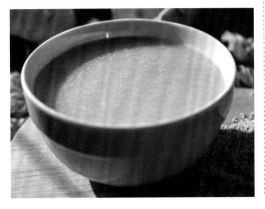

# 高纤麦果泥

**材料**

熟麦片、腰果、杏仁各100克，西瓜子仁50克，苹果100克，木瓜50克，豆浆、葡萄干、蔓越莓、柠檬汁各适量。

**做法**

1. 苹果、木瓜洗净切丁，备用；将熟麦片、腰果、杏仁、西瓜子仁、豆浆备好。

2. 把上述材料混合搅匀。

3. 撒上葡萄干、蔓越莓，挤入柠檬汁即可。

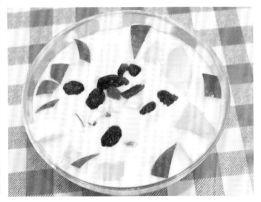

# 花生

## 健脾养胃，润肺化痰

花生是豆科落花生属的一年生草本植物，分布于巴西、中国、埃及等地，在中国各地均有种植，主要分布于辽宁、山东、河北、河南、江苏、福建等省。花生含油量高达 50%，其油脂品质优良，气味清香。除供食用外，花生也可作药用，可缓解营养不良、乳汁缺少等症。

别名：落花生、落花参
性味：性平，味甘
原产地：南美洲
收获期：8~10月

● 功效
　　补充营养。

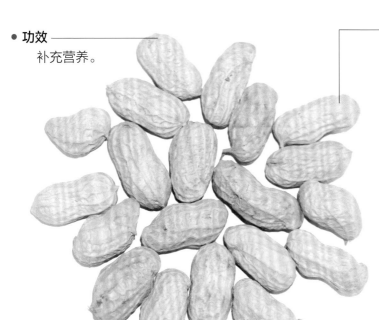

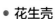

● 花生壳
　　性平，味淡、涩；敛肺止咳。用于久咳气喘，咳痰带血。

● 花生衣
　　性平，味涩、甘、微苦；主止血、消肿。

## 📋 经典摘要

《本经逢原》："长生果，能健脾胃，饮食难消者宜之。或云与黄瓜相反，予曾二者并食，未蒙其害，因表出之。"

《本草求真》："花生，按书言此香可舒脾，辛可润肺，诚佳品也，然云炒食无害，论亦未周。盖此气味虽纯，既不等于胡桃肉之热，复不类乌芋、菱角之凉，食则清香可爱，适口助茗，最为得宜。第此体润质滑，施于体燥坚实则可，施于体寒湿滞，中气不运，恣啖不休，保无害脾滑肠之弊乎？仍当从其体气以为辨别，则得之矣。"

## 💚 挑选妙招

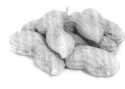

选购花生时，应选择外壳为土黄色或白色、种仁外衣为白浅红色、饱满均匀、无疤痕，且味道纯正、无任何异味的。新花生的外壳发亮，种仁外衣呈白浅红色，陈花生颜色暗淡呈灰色。特别注意，有霉变的花生不可食用。

## 🌿 实用偏方

「胃酸过多」花生适量，每日3次，每次30粒。

「产后乳汁少」花生90克，猪蹄1只，二者炖食。

「肺燥咳嗽」花生小火煎汤调服。

## 📖 营养解码

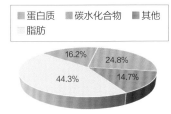

- ■ 蛋白质
- ▨ 碳水化合物
- ■ 其他
- ▨ 脂肪

16.2%　24.8%

44.3%　14.7%

花生的营养成分

花生含有丰富的脂肪和蛋白质，以及硫胺素等多种维生素，矿物质含量也较为丰富，能促进脑细胞发育、增强记忆力。

## 👆 膳食专家指南

花生尤其适合高血压、高脂血症、冠心病、动脉硬化、营养不良、食欲不振、咳嗽患者食用，儿童、青少年、老年人、妇女产后乳汁缺少者宜多食。花生含大量油脂，消化时会消耗较多胆汁，因此胆病患者不宜食用。花生会促进血栓形成，所以血液黏稠度高、血栓患者不宜食用。此外，上火、跌打损伤、体寒湿滞及腹泻者也不宜食用。

## 😋 功效解读

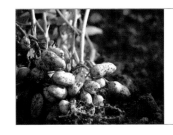

「补充营养」花生的主要成分为脂肪，还含有B族维生素、维生素E，营养价值极高。

「强肝健脑」花生中含有能防止过氧化脂质增加的皂草苷及可预防阿尔茨海默病的卵磷脂，因此花生能强化肝脏功能、预防记忆力衰退。

## 😊 储存和清洗小窍门

花生宜放置在阴凉、通风、干燥处保存，最好放在密闭的坛子、袋子中，这样可以保存更长时间。

清洗花生时要注意，不要清洗次数过多，以免造成营养成分流失。一般来说，淘洗1~2次至无悬浮杂质即可。

## 🍴 饮食搭配

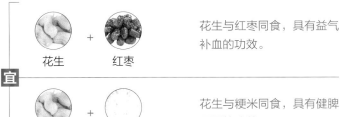

宜

花生 + 红枣

花生与红枣同食，具有益气补血的功效。

花生 + 粳米

花生与粳米同食，具有健脾开胃的功效。

# 老醋花生

## 材料

花生200克，洋葱1个，香菜、辣椒、陈醋、生抽、白糖、盐、食用油各适量。

## 做法

1. 花生洗净取仁，沥干水分。

2. 洋葱洗净，切丁；香菜、辣椒洗净后切末。

3. 取小碗加入陈醋、生抽、白糖、盐调匀成汁。

4. 锅中倒油，油凉后倒入花生仁后不断翻炒，表皮变色后盛出。

5. 将花生仁、洋葱丁、香菜末、辣椒末及调好的料汁一起搅拌均匀即可。

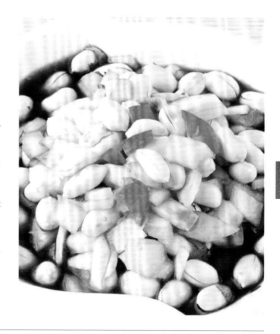

干果类

# 花生炖猪蹄

## 材料

猪蹄1只，花生仁100克，生姜10克，冬菇15克，红枣4颗，盐、鸡精、绍酒、胡椒粉、清汤各适量。

## 做法

1. 猪蹄处理干净，剁块；花生仁、红枣洗净，泡发；生姜洗净，切片；冬菇去蒂，洗净。

2. 锅内倒水，待水煮沸后放入猪蹄块，用中火煮尽血污，捞起备用。

3. 取炖盅，加上述所有材料，倒入适量清汤及绍酒，盖上盖子炖2小时，出锅前放盐、鸡精、胡椒粉调味即可。

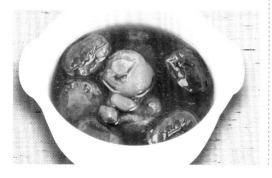

# 牛奶炖花生

## 材料

花生仁100克，牛奶200毫升，枸杞子、银耳、冰糖、红枣各适量。

## 做法

1. 将枸杞子、银耳、红枣洗净，浸泡备用。

2. 锅中倒入牛奶、银耳、枸杞子、红枣、花生仁、冰糖共煮，煮至花生仁软烂即可。

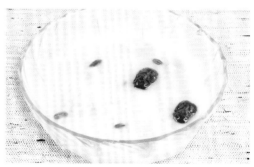

# 莲子

**补脾止泻，止带，益肾涩精，养心安神**

莲子为莲科植物莲的干燥成熟种子，分布于我国南北各省。药用常用于治疗脾虚泄泻、带下、遗精、心悸失眠等。

别名：莲米、莲蓬子

性味：性平，味甘、涩

原产地：中国

收获期：5~9月

● **功效**

补虚强身。

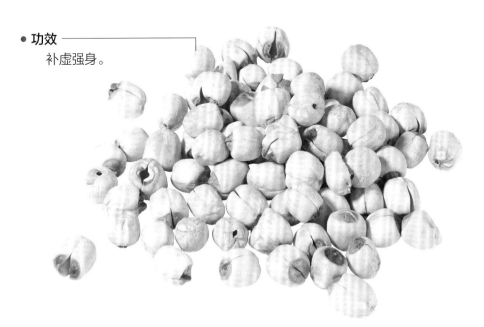

● **莲蓬**

性温，味苦、涩；可散瘀止带，治疗产后胎衣不下。

● **荷叶**

性平，味苦；清暑化湿宜鲜食，散瘀止血宜炒炭用。

### 📠 经典摘要

《本草纲目》："莲之味甘，气温而性涩，禀清芳之气，得稼穑之味，乃脾之果也。土为元气之母，母气既和，津液相成，神乃自生，久视耐老，以其权舆也。昔人治心肾不交，劳伤白浊，有清心莲子饮；补心肾，益精血，有瑞莲丸，皆得此理。"

《玉楸药解》："莲子甘平，甚益脾胃，而固涩之性，最宜滑泄之家，遗精、便溏，极有良效。"

### 💙 挑选妙招

形状饱满、表皮颜色呈嫩黄绿色，表示莲子较嫩。若表皮呈深绿色，则表明莲子已开始变老，食用时应去除莲心，否则会有苦味。

优质的莲子颗粒较大、味道清新、大小均匀，表面整齐没有杂质，颜色为淡黄色，有明显光泽。

## 🖐 实用偏方

「泻痢」莲子适量，洗净炒熟，每次食用6颗。

「口舌生疮」莲心5克，甘草5克，二者水煎2次，早晚各服1次。

「气血两虚」莲子适量，猪肚1个，二者加适量水炖食。

「中暑烦热」莲心4克，白糖5克，将二者用开水冲泡，代茶饮用。

## 📊 营养解码

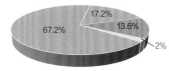

| ■蛋白质 | ■碳水化合物 | ■其他 |
| ■脂肪 |

莲子的营养成分

17.2%
67.2%
13.6%
2%

莲子中除含有大量的碳水化合物和蛋白质外，还含有钙、磷等矿物质和维生素。莲子中也含有较为丰富的钾元素。

## 👆 膳食专家指南

一般人群均可以食用莲子，尤其适合体质虚弱、脾气虚、心慌、失眠多梦、慢性腹泻、遗精、脾肾亏虚者食用。但是大便干结或腹部胀满者应忌食。

莲心还可以清心除烦，此药一般入煎剂，也可以入丸散剂。

## 😋 功效解读

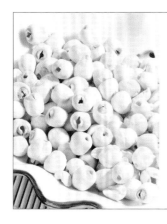

「健脾止泻」莲子可缓解脾虚泄泻，改善食欲不振、食后脘腹胀满不适、倦怠乏力、大便溏稀不成形等症状。

「益肾涩精」莲子可缓解肾虚、脾虚泄泻、久痢、淋浊、崩漏等。青年人多梦、遗精频繁或滑精者，可食用莲子。

「养心强心」莲子所含的生物碱具有显著的强心作用，可缓解心律不齐、心肾不交所引起的心悸。

## 😊 储存和清洗小窍门

莲子宜放置在阴凉、通风、干燥处保存，用袋子密封，保存时间会更长。如果购买的莲子需要很久才能用完，最好将其放到冰箱中冷藏。清洗时要先用水浸泡，待莲子发胀后去掉莲心，用清水轻轻漂洗即可。

## 🍴 饮食搭配

| 宜 | 莲子  + 红薯 | 莲子与红薯同食，有健脾胃、通便的功效。 |
| | 莲子 + 枸杞子  | 莲子、枸杞子一起食用，具有乌发明目、补肝肾的作用。 |
| | 莲子  + 木瓜  | 莲子和木瓜搭配，可改善失眠、多梦等症状。 |

# 清炒莲子

**材料**

莲子100克, 红辣椒、蒜、盐、食用油各适量。

**做法**

1. 莲子洗净, 泡软, 去心; 红辣椒洗净; 蒜去皮, 切末。

2. 油锅烧热, 放入蒜末煸炒, 倒入莲子和红辣椒后撒盐, 继续翻炒均匀即可。

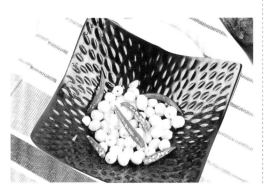

# 桂圆莲子羹

**材料**

桂圆50克, 莲子80克, 枸杞子20克, 白糖适量。

**做法**

1. 桂圆洗净, 去皮; 莲子浸泡后去心; 枸杞子洗净沥干。

2. 锅中倒水置火上, 放入莲子、枸杞子、桂圆, 煮沸后转小火续煮。

3. 待莲子、桂圆软糯后, 加入白糖续煮至其溶化即可。

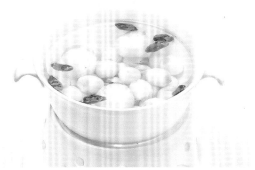

# 红枣莲子粥

**材料**

大米200克, 莲子50克, 红枣适量。

**做法**

1. 莲子泡软, 去心; 大米、红枣洗净, 备用。

2. 锅中加水置火上, 倒入上述所有材料, 大火煮沸后转小火熬煮成粥即可。

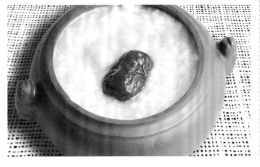

# 莲子炖猪肚

**材料**

猪肚1个, 莲子500克, 酱油、盐各适量。

**做法**

1. 猪肚洗净切块, 备用。

2. 莲子浸泡后去心, 备用。

3. 把莲子纳入猪肚块, 放入酱油、盐后将两端扎紧, 锅中倒水煮熟, 捞出晾凉, 切条即可。

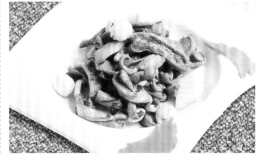

# 红枣

**补中益气，养血安神**

红枣，又名大枣，素有"铁杆庄稼"的美誉，具有耐旱、耐涝的特性，自古以来就被列为"五果"之一，历史悠久。

红枣全果、枣仁和枣树根均可入药。

别名：山枣子、野枣
性味：性温，味甘
原产地：中国
收获期：8~9月

## ● 功效

补脾胃，益气血，美白。

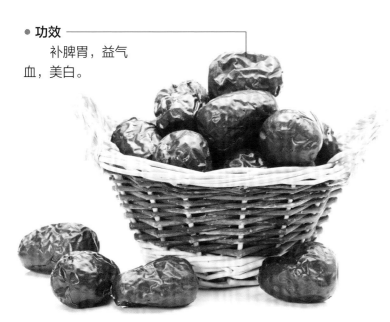

## ● 枣树皮

性温，味苦、涩；主消炎，止血，止泻。用于气管炎、肠炎、痢疾、崩漏，外用治外伤出血。

## ● 枣树根

性温，味甘；主止血、调经。用于月经不调、白带。

## 📋 经典摘要

《本经逢原》："古方中用大枣，皆是红枣，取生能散表也。入补脾药，宜用南枣，取甘能益津也。"

《本草纲目》："《素问》言枣为脾之果，脾病宜食之，谓治病和药，枣为脾经血分药也。若无故频食，则损齿，贻害多矣。"

《注解伤寒论》："茯苓桂枝甘草大枣汤，大枣之甘，滋助脾土，以平肾气。十枣汤，益土而胜水。"

《神农本草经》："主心腹邪气，安中养脾，助十二经。平胃气，通九窍，补少气、少津液，身中不足，大惊，四肢重，和百药。"

## 💗 挑选妙招

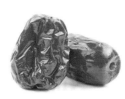

挑选新鲜的红枣时要注意，最好在商品流动率较高的商店购买。品质佳的红枣皮色紫红，颗粒大而均匀，果形短壮圆整，皱纹少，皮薄核小，肉质厚而细实。如果皱纹多，痕迹深，果形凹瘪，则是肉质差和未成熟的鲜枣制成的干品。

## 🌿 实用偏方

「低血压」红枣20颗，母鸡1只，将鸡肉切块，大火煸炒，加调料和水煮至八成熟后加入红枣焖熟，分次食之。

「高血压」红枣10颗，洋葱30克，芹菜根20克，三者加糯米煮粥食用。

「夜不能寐」红枣10颗，甘草15克，小麦60克，三者洗净共煮，每日1剂，分2次服用。

「失眠」红枣20颗，葱白7根，二者煎汤，睡前服用。

## 📋 营养解码

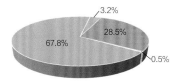

红枣的营养成分

- 蛋白质
- 碳水化合物
- 其他
- 脂肪

3.2%
28.5%
67.8%
0.5%

红枣含有维生素A、B族维生素、氨基酸、矿物质等人体必需的营养物质。

## 👆 膳食专家指南

一般人群均可食用红枣，特别适合中老年人、更年期者、青少年以及病后体虚者食用。湿热重、舌苔黄、腹胀、体质燥热、患有糖尿病及胃肠不适者不宜食用红枣。

## ✅ 功效解读

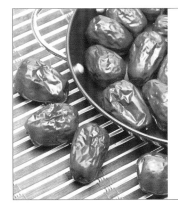

「强身健体」红枣具有增强肌力、增加体重的作用。

「美白抗老」红枣可以减少黑色素的沉淀，淡化黑色素，能够促进肌肤细胞代谢，让肌肤越来越洁白、细滑，达到美白肌肤、祛斑的护肤功效。

## 😊 储存和清洗小窍门

红枣宜放在阴凉、通风、干燥处保存，也可以放置于冰箱的冷冻层，但要包装严实，以免和冷冻层的其他食物串味。

清洗时要注意，只需轻轻刷洗红枣表面的泥土即可，不可过度清洗，防止红枣表面的营养成分流失。

## 🍴 饮食搭配

宜

| 红枣 | + | 桂圆 | 具有滋润心脾、养心开胃的功效。 |
| 红枣 | + | 白菜 | 可清热润燥。 |
| 红枣 | + | 西红柿 | 具有补脾健胃、清热生津的功效。 |

# 山药红枣糯米饭

**材料**

糯米250克，党参10克，红枣20颗，白糖、芹菜叶各适量。

**做法**

1. 党参、红枣洗净后入锅，加白糖用中火煎煮30分钟左右后捞出，留汤汁备用。

2. 糯米加汤汁置于碗中，上锅隔水蒸熟后扣在盘中，放上洗净的芹菜叶即可。

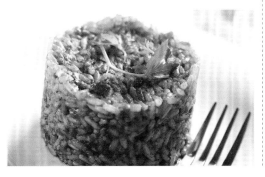

# 红枣猪蹄汤

**材料**

猪蹄300克，花生仁50克，红枣8颗，酱油、盐各适量。

**做法**

1. 猪蹄处理干净，切块，汆烫捞出；花生仁、红枣洗净，备用。

2. 花生仁入锅，加红枣、酱油、盐及适量水大火煮沸，再转小火炖煮15分钟。

3. 放入猪蹄块续煮30分钟即可。

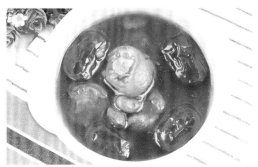

# 银耳红枣汤

**材料**

银耳、山药各50克，去心莲子、百合各25克，红枣6颗，白糖适量。

**做法**

1. 银耳洗净，泡发；红枣洗净，去核；山药洗净，去皮，切块；莲子、百合洗净备用。

2. 银耳、莲子、百合、红枣共入锅，加适量水煮20分钟左右，待莲子、银耳变软后，将山药块放入同煮。

3. 放入白糖调味即可。

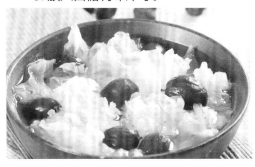

# 红枣大米豆浆

**材料**

大米50克，黄豆100克，红枣5颗，白糖适量。

**做法**

1. 黄豆洗净，浸泡6小时左右；大米洗净，沥干备用。

2. 红枣洗净，去核，备用；将红枣、黄豆、大米倒入搅拌机中。

3. 加水至上下水位线之间，按下"豆浆"键，煮成豆浆后滤渣，调入白糖即可。

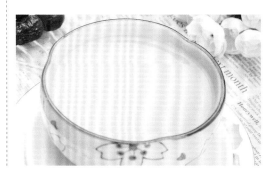

# 黑枣

**滋补肝肾，润燥生津**

黑枣不是枣，属柿科。果实可生食或酿酒、制醋，含有丰富的维生素 C，其种子可入药，具有消暑解渴的功效。

别名：君迁子、软枣
性味：性温，味甘
原产地：中国
收获期：10~11月

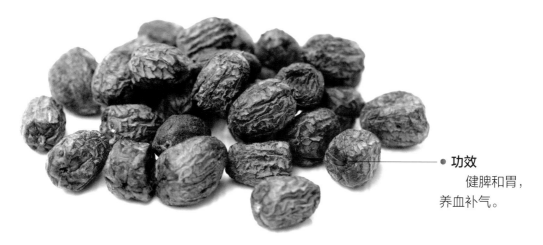

● **功效**

健脾和胃，养血补气。

## 经典摘要

《本草拾遗》：“止渴，去烦热，令人润泽。”
《海药本草》：“主消渴，烦热，镇心。”

## 挑选妙招

好的黑枣皮色应乌亮有光，黑里泛红，颗大均匀，短壮圆整，顶圆蒂方，皮面皱纹细浅，而皮色乌黑者为次，色黑带萎者更次。在挑选黑枣时，还应注意识别虫蛀、破头、烂枣等。

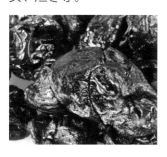

## 营养解码

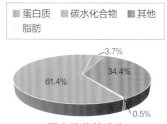

蛋白质　碳水化合物　其他
脂肪

3.7%
34.4%
61.4%
0.5%

黑枣的营养成分

黑枣含有比较丰富的膳食纤维，可促进肠道蠕动，从而起到润肠通便的作用。

## 膳食专家指南

黑枣，一般人群均可食用。黑枣为传统补肾食品“黑五类”之一，有“营养仓库”之称。黑枣营养丰富，对高血压、夜盲症患者大有裨益。糖尿病患者应慎食黑枣。脾胃不好者不可多食，且不宜空腹食用。

# 黑枣猪肚汤

**材料**

黑枣12颗，枸杞子20克，莲子100克，猪肚1个，姜3片，盐、料酒、酱油各适量。

**做法**

1. 黑枣洗净浸泡，去核；枸杞子洗净，备用；莲子洗净，去心。

2. 猪肚翻转，用盐揉擦后洗净。

3. 上述材料一起下锅，加适量水、姜片，大火煮沸后转小火煲2小时左右，将成时放入盐、料酒、酱油调味即可。

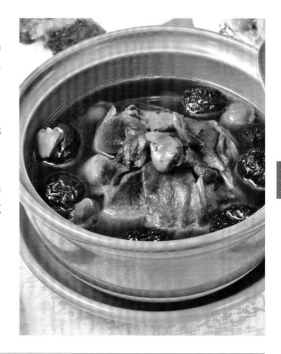

干果类

# 黑枣蜂蜜茶

**材料**

黑枣5颗，蜂蜜、水蜜桃原汁各10毫升，红茶10克。

**做法**

1. 黑枣洗净，浸泡去核，备用。

2. 黑枣加水煮沸，再加蜂蜜、水蜜桃原汁和红茶续煮。

3. 滤渣后倒入杯中即可。

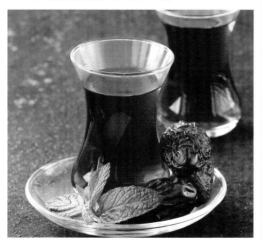

# 党参黑枣茶

**材料**

黑枣10颗，党参30克。

**做法**

1. 党参洗净，切片；黑枣洗净，备用。

2. 将以上所有材料入锅，大火煮沸后转小火续煮1小时左右，盛出晾凉即可。

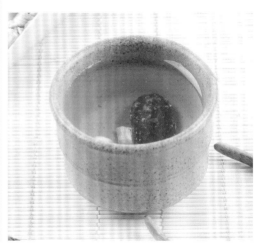

# 白果

**敛肺定喘，止带缩尿**

白果是银杏树的果实，银杏是现存种子植物中最古老的子遗植物。植物学家常把银杏与恐龙相提并论，并有"植物界大熊猫"的美誉。白果具有食用和药用价值，在宋代就被列为"皇家贡品"。

别名：银杏核
性味：性平，味甘、苦、涩
原产地：中国
收获期：7~8月

**● 功效**

敛肺平喘，收涩止带。

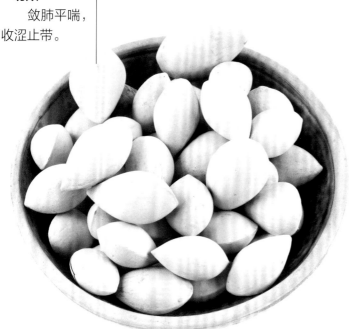

**● 银杏叶**

性平，味甘、苦、涩；敛肺，平喘，活血化瘀，通络止痛，化浊降脂。

**⊞ 经典摘要**

《本草纲目》："银杏，宋初始著名，而修本草者不收，近时方药亦时用之。其气薄味厚，性涩而收，益肺气，定喘嗽，缩小便，又能杀虫消毒。然食多则收令太过，令人气壅胪胀昏顿。"

《本草再新》："补气养心，益肾滋阴，止咳除烦，生肌长肉，排脓拔毒，消疮疥疽瘤。"

**♥ 关于白果，你不知道的事**

白果是有小毒的，除了富含膳食纤维、蛋白质、脂肪等营养成分，还含有有毒物质氢氰酸，且白果以绿色胚芽毒性最强。白果可制成干果食用，但是需要确保白果制熟。

**♥ 挑选妙招**

购买白果时，应先挑选粒大光亮、壳色白净的，但要注意若外壳泛糙米色，一般是陈货。取白果摇动，无声音者果仁饱满，有声音者多是陈货、僵仁。

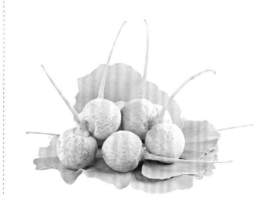

## 🌿 实用偏方

「咳喘」白果20颗，麻黄、款冬花、桑皮、法半夏各15克，苏子10克，杏仁、黄芩各7.5克，甘草5克，以上材料煎汤服用，每日1剂。

「梦遗」白果3颗，和酒煮食，连食5日即可。

「肠风脏毒」白果49颗，去壳膜捣烂，入百药煎末制丸。每次服3丸，空腹嚼服。

## 📊 营养解码

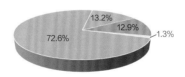

- 🔲 蛋白质　🔲 碳水化合物　🔲 其他
- 🔲 脂肪

13.2%
12.9%
72.6%
1.3%

白果的营养成分

白果含有脂肪、蛋白质、碳水化合物等营养物质。宜制熟食用，或是煎汤、炒食均可。

## 🍴 膳食专家指南

白果特别适合哮喘咳嗽、带下白浊、小便频数、遗尿者食用。但是孕妇及婴儿不宜食用，婴儿吃10颗就可能致命。另外，食欲不振和血瘀者最好不要食用白果。

## 💊 功效解读

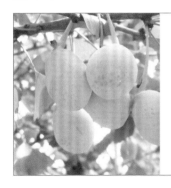

「收涩止带、除湿」用于白浊带下。无论下元虚衰、白带清稀，还是湿热下注、带下黄浊者，随症配伍，均可使用。

「祛痰定喘」可缓解喘咳痰多，能消痰定喘，减少痰量，适用于咳喘气逆、痰多之症，无论偏寒、偏热均可。

## 😊 储存和清洗小窍门

白果宜放置在阴凉、通风、干燥处保存，放在密闭性较好的袋子中，可以保存更长时间。把白果存放于冰箱冷冻室是最好的选择，这样就可以保鲜更长时间。白果不能晒太阳，因为会使白果外干内热且湿润，极易产生霉变，清洗时只需保证外壳干净即可。

## 🍴 饮食搭配

白果　+　桂圆

白果与桂圆搭配，可以改善遗尿。

宜

白果　+　鸡蛋

白果、鸡蛋一同食用，可以缓解小儿腹泻。

# 白果蒸蛋

**材料**

白果10颗，鸡蛋2个，盐、胡萝卜片、香菇丁各适量。

**做法**

1. 白果洗净，入沸水中煮至熟软，捞起备用。

2. 鸡蛋搅匀，加2~3倍水，调入适量盐继续搅打后置于蒸碗中，加入白果、香菇丁。

3. 蒸锅烧热，放入蒸碗，隔水蒸10分钟左右，锅内水将沸时，搅拌蛋液，继续蒸至蛋液凝固，放上胡萝卜片加以装饰即可。

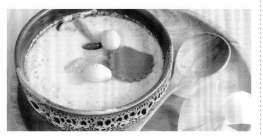

# 白果腐竹粥

**材料**

大米100克，白果10颗，腐竹、盐各适量。

**做法**

1. 白果洗净，备用；腐竹浸泡，切段；大米洗净，备用；

2. 将大米、白果倒入锅内。

3. 注水入锅，大火煮沸后加入腐竹段转小火续煮5分钟左右，煮成粥后调入盐即可。

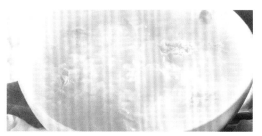

# 白果扣山药

**材料**

白果、山药各200克，木瓜1个，白糖适量。

**做法**

1. 山药洗净去皮，切块；木瓜洗净去皮，切块；白果洗净，浸泡。

2. 山药块放于盘底，将木瓜块扣在山药块上，放入白果，撒上白糖。

3. 将摆好的食材放入蒸笼，大火焖蒸20分钟取出即可。

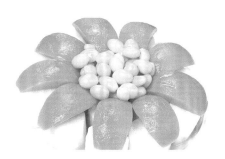

# 白果炒百合

**材料**

白果、百合各150克，青椒、红椒、盐、白糖、水淀粉、高汤、鸡精、食用油各适量。

**做法**

1. 白果、百合洗净，备用。

2. 青椒、红椒洗净，切块。

3. 锅中倒油，待油热后放入白果炒熟，再加入青椒块、红椒块、白糖、盐、高汤、百合、鸡精继续翻炒至熟，用水淀粉勾芡即可。

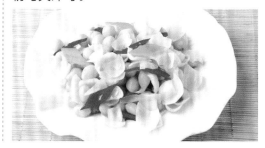

# 榧子

## 杀虫消积，润肺止咳，润燥通便

榧子为红豆杉科植物榧的种子。榧子有坚硬的果皮包裹，大小如枣，核如橄榄，两头尖，呈椭圆形，成熟后果壳为黄褐色或紫褐色，富有油脂和特殊香气。榧子可以用来缓解虫积腹痛、小儿疳积、燥咳、便秘、痔疮等症。

别 名：玉山果、榧实
性 味：性平，味甘
原产地：中国
收获期：9~10月

● **榧树枝叶**

性平，味甘；可祛风除湿。

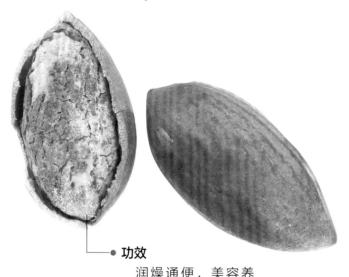

● **功效**

润燥通便，美容养颜，保护视力。

## 实用偏方

「**蛔虫病、蛲虫病**」榧子（切碎）、使君子（切碎）各50克，二者和蒜瓣水煎去渣，一日3次，饭前空腹服用。

「**脱发**」榧子3颗，核桃2个，侧柏叶30克，三者捣烂，浸泡水内，蘸药水梳头。

## 营养解码

■ 蛋白质　■ 碳水化合物　■ 其他
□ 脂肪

26.9%　12.4%　3.7%
57%

榧子的营养成分

榧子的种子含有油酸、亚油酸等不饱和脂肪酸，还含有草酸、葡萄糖、多糖、挥发油、鞣质等。

榧子可为人体提供必要的营养物质，并增强机体免疫力。

## 挑选妙招

选购榧子时要先看外形，以大小均匀、两头尖、壳薄而脆且果仁细白、味道纯正者为佳。

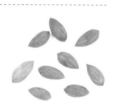

# 夏威夷果

## 补虚强壮，健脑益智

夏威夷果被认为是世界上最好的坚果之一，富含氨基酸和矿物质，以及钙、磷、铁、硫胺素、核黄素和人体必需的 8 种氨基酸。

夏威夷果果仁香酥可口，有独特奶油香味，素有"干果皇后""世界坚果之王"之美称，常用来制作糕点、巧克力等。

别名：昆士兰栗、澳洲胡桃
性味：性温，味甘
原产地：澳大利亚
收获期：8~10月

● 功效

补充营养，缓解便秘。

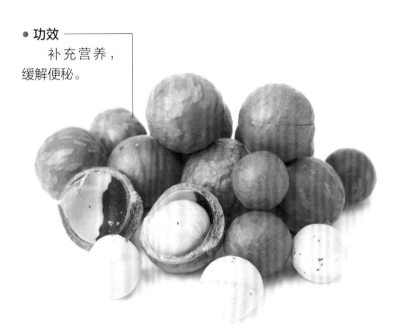

## 💊 功效解读

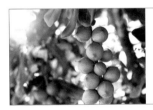

「预防心血管疾病」夏威夷果含有单不饱和脂肪酸含量极高的天然植物油，能预防心脏病；可降低血液黏稠度，从而防止发生动脉粥样硬化。

## 🖐 膳食专家指南

夏威夷果特别适合老年人食用。它含多种不饱和脂肪酸，具有预防动脉粥样硬化、缓解便秘的功效，还能促进机体对钙、磷、锌及其他矿物质的吸收。但由于其果粒坚硬，消化功能较弱者嚼碎吞咽时容易呛到，应加以注意。

## ❤ 挑选妙招

挑选夏威夷果时要注意，夏威夷果分为粗壳种和光壳种，粗壳种种仁率和含油量都低于光壳种，产品质地和风味也比不上光壳种，且加工产品易变成褐色，但含糖量高于光壳种。

# 芡实

**益肾固精，补脾止泻，除湿止带**

芡实在我国中部、南部各省均有种植，多生于池沼或湖泊浅水中，其营养丰富，可食用，也可作药用，适用于慢性泄泻、梦遗、滑精等症。在我国古代，芡实就已经被看作是食疗佳品。

别名：鸡头米、刺莲藕
性味：性平，味甘、涩
原产地：中国
收获期：8~10月

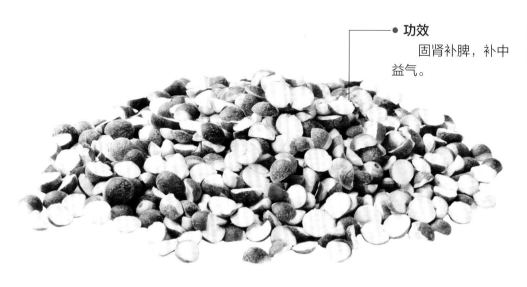

● **功效**

固肾补脾，补中益气。

● **芡叶**

性平，味苦、辛，无毒；具有行气活血、祛瘀止血的功效，可治疗妇女产后胞衣不下。

● **芡根**

性平，味咸、甘；具有行气止痛、止带的功效。

---

### 📋 经典摘要

《本草求真》："芡实如何补脾，以其味甘之故；芡实如何固肾，以其味涩之故。惟其味甘补脾，故能利湿，而泄泻腹痛可治；惟其味涩固肾，故能闭气，而使遗、带、小便不禁皆愈。功与山药相似，然山药之阴，本有过于芡实，而芡实之涩，更有甚于山药；且山药兼补肺阴，而芡实则止于脾肾而不及于肺。"

### 💗 挑选妙招

芡实的质地好坏，首先要看色泽，色泽白亮、形状圆整的，一般质地比较好；颜色虽白但光泽不足、色萎的，则质地较差。若颜色带黄可能是陈货，其质地也不好。挑选芡实除了看颜色，还要仔细观察其形状，以颗粒圆整、大小均匀者为佳。此外，鉴别芡实时还可以闻气味，应当选择无异味的芡实，如有硫黄味，则可能是虫蛀后再加工的。

## 📓 实用偏方

「哮喘」芡实100克，核桃仁20克，红枣20颗，三者加水煮粥食用。

「小儿遗尿」芡实粉30克，核桃仁（打碎）15克，红枣（去核）5颗，芡实粉加水打成糊状，加入核桃仁、红枣肉，煮成粥加白糖食用。

「老幼脾肾虚热」芡实、山药、茯苓、白术、莲子、薏米、白扁豆各50克，人参20克，以上材料炒干后研末，白汤调服。

## 📑 营养解码

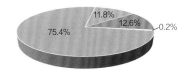

▨ 蛋白质　▨ 碳水化合物　▣ 其他
▨ 脂肪

75.4%　11.8%　12.6%　0.2%

芡实的营养成分

凡小便不利、食积者当慎用。芡实具有健脾益胃的作用，平时消化不良及腹泻者，可食用芡实改善。

## 🖐 膳食专家指南

芡实以每餐食用约100克为宜，尤其适合白带多、肾亏、腰背酸痛者，体虚多尿的儿童，小便频数的老人，遗精早泄、慢性腹泻及慢性肠炎患者食用。芡实具有收涩作用，因此便秘、妇女产后均不宜食用。

## 😋 功效解读

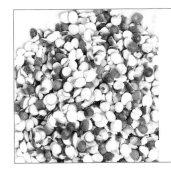

「固肾补脾」芡实具有固肾涩精、补脾止泻的功效，可用于肾虚导致的遗精、尿频，可以配伍金樱子，也可配伍龙骨、莲须以增强药力。

「补中益气」芡实可补中益气，为滋养强壮性食物，富含多种营养素，可有效改善消化不良、出汗多且容易腹泻等症状。

## 😊 贮存和清洗小窍门

新鲜的芡实可用双层塑料袋包装，置于干燥、通风处贮存，温度应该在30℃以下，相对湿度为70%~75%，对于被轻度虫蛀的芡实，可及时曝晒，筛去虫尸、碎屑，然后装袋或放入陶罐容器内密封。清洗芡实时只需放在清水中洗净即可。

## 🍴 饮食搭配

**宜**

 芡实　+　 山药

具有补益脾胃的作用，适用于脾肾不足、慢性泻痢者。

 芡实　+　 莲子

具有固肾涩精、健脾止泻的功效。

# 腰果芡实虾仁烩

干果类

**材料**

虾200克，腰果、芡实各50克，鸡蛋1个，胡萝卜丁30克，青豆20克，料酒、盐、食用油、水淀粉、葱花、蒜末、姜末、香油各适量。

**做法**

1. 虾剥壳、取虾线，洗净备用；青豆洗净，备用；芡实洗净，煮熟备用。

2. 鸡蛋取蛋清，放入容器后，放入虾仁、水淀粉拌匀；中火烧油，烧至四成热时放入腰果，炸至金黄色捞出。

3. 锅中留油，烧热后将葱花、蒜末、姜末爆香，放入拌好的虾仁、青豆、胡萝卜丁和芡实，再倒入料酒和盐翻炒后撒上腰果，出锅前淋入香油即可。

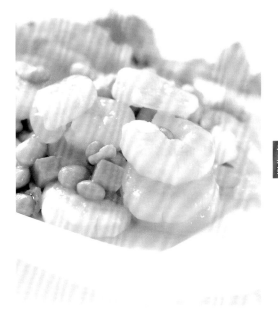

# 芡实莲子薏米羹

**材料**

芡实、薏米、莲子各100克，茯苓、山药各50克，盐、米酒各适量。

**做法**

1. 将芡实、薏米、茯苓、山药、莲子洗净，备用。

2. 以上所有材料放入锅中，加水至没过所有材料。

3. 用大火煮沸后转小火炖煮30分钟，快熟时加入盐调味，淋入米酒即可。

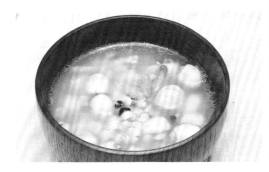

# 山药芡实素肠粥

**材料**

山药丁、芡实各50克，粳米100克，素肠80克，食用油、盐各适量。

**做法**

1. 山药丁、芡实、粳米分别洗净，粳米与芡实洗净，浸泡15分钟，以上材料一起放入锅中，加水熬煮半小时。

2. 素肠洗净，切片。

3. 炒锅放油烧热后，倒入素肠片翻炒片刻。

4. 将炒好的素肠片倒入锅中，继续熬煮10分钟，加盐调味即可。

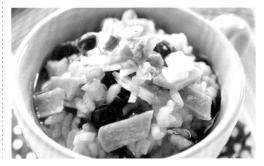

# 芡实糕

### 材料

芡实500克，白糖80克，鸡蛋2个。

### 做法

1. 芡实浸泡一夜，打成粉。鸡蛋磕入碗中，分离蛋清、蛋黄，将蛋黄和芡实粉搅拌均匀。

2. 将蛋清打匀，分3次加入白糖，打到蛋清会拉出小尖角的程度。

3. 先将1/3的蛋清倒入蛋黄与芡实粉的混合液里搅拌均匀，再将混合后的液体倒回打好的蛋清中继续搅拌均匀。

4. 将混匀后的液体倒入模具，隔水蒸40分钟左右即可。

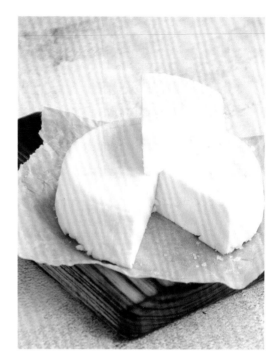

# 芡实炖鸡汤

### 材料

鸡1只，芡实200克，红枣50克，盐5克，料酒5毫升。

### 做法

1. 芡实洗净；鸡处理干净后切块，入沸水氽烫；红枣洗净备用。

2. 锅中注水，将鸡块入锅。

3. 加入料酒，开大火煮1小时；放入芡实、红枣煮沸后，转小火炖煮半小时，出锅前加盐调味即可。

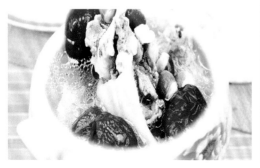

# 山菌芡实汤

### 材料

山菌、芡实各100克，葱花、姜片、盐各5克，食用油5毫升。

### 做法

1. 山菌、芡实洗净，浸泡10分钟。

2. 锅中放油烧热后，放入姜片爆香；放入山菌、芡实，加盐一起翻炒；锅中加水，大火煮沸后转小火炖煮1小时，撒上葱花即可。

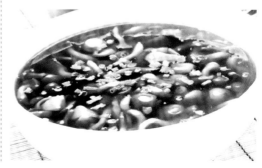

# 芝麻

**补精髓，润五脏，通经络，滑肌肤**

　　芝麻自古以来就被认为是延年益寿的高级食品，芝麻含有维生素 E 等成分，又被人们称为"永葆青春的营养源""八谷之冠"。芝麻也是一种油料作物，榨取的油称为麻油、胡麻油、香油，特点是气味醇香，生用、熟用皆可。

别　名：胡麻、油麻
性　味：性平，味甘
原产地：印度、埃及
收获期：7~8月，8~9月

● 功效

　　护发美发，润肠通便。

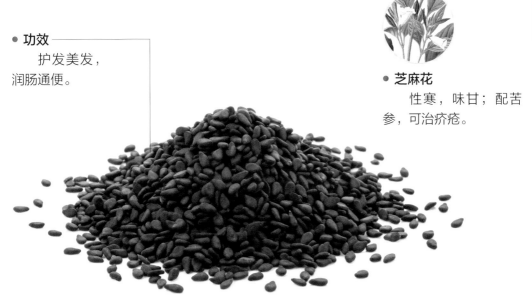

● 芝麻花

　　性寒，味甘；配苦参，可治疥疮。

＋ 经典摘要

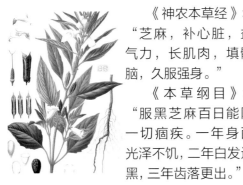

　　《神农本草经》："芝麻，补心脏，益气力，长肌肉，填髓脑，久服强身。"

　　《本草纲目》："服黑芝麻百日能除一切痼疾。一年身面光泽不饥，二年白发返黑，三年齿落更出。"

♡ 挑选妙招

　　芝麻可分黑芝麻、白芝麻、金芝麻等几种，优质芝麻的色泽鲜亮、纯净，外观大而饱满，皮薄，嘴尖而小；劣质芝麻色泽发暗，外观不饱满或萎缩，有虫蛀粒或破损粒。

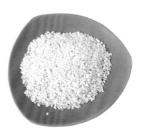

# 芝麻烧饼

**材料**

普通面粉200克，糯米粉100克，白芝麻、玉米油、酵母、芝麻酱各适量。

**做法**

1. 将面粉和糯米粉混合，加入酵母用水和面，静置3小时左右；芝麻酱加水，调匀。

2. 等面团发酵后，再加入玉米油和芝麻酱，团成圆形后撒上白芝麻。

3. 放入预热的烤箱，180℃烤制20分钟左右即可。

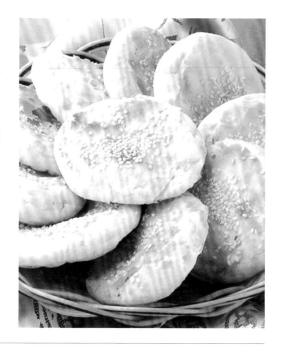

# 芝麻豆腐

**材料**

豆腐500克，白芝麻50克，鸡蛋2个，甜面酱、盐、食用油、淀粉、葱花各适量。

**做法**

1. 豆腐切块，备用；鸡蛋磕入碗内，加入淀粉、盐拌匀成糊状。

2. 油锅烧至六成热，将豆腐块均匀地蘸上鸡蛋糊，裹上白芝麻，下油锅炸至呈金黄色，捞出控油装盘，倒入葱花、甜面酱即可。

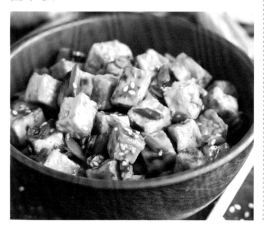

# 芝麻蜂蜜豆浆

**材料**

黄豆70克，黑芝麻、杏仁各20克，蜂蜜或白糖适量。

**做法**

1. 黑芝麻、杏仁洗净，备用；黄豆洗净，浸泡6小时，备用。

2. 将黑芝麻、杏仁、黄豆放入豆浆机，加水至上下水位线之间，按下"豆浆"键，待豆浆煮熟后滤渣，倒入杯中即可。

3. 根据个人喜好，放入适量白糖或蜂蜜即可。

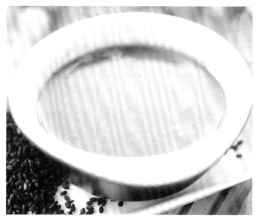

# 芝麻刀削面

**材料**

刀削面100克,牛肉50克,熟白芝麻20克,葱、姜、盐、鸡精、食用油各适量。

**做法**

1. 牛肉洗净,切块;葱洗净,切段;姜洗净,切丝。

2. 油锅置火上,油热后放入葱段、姜丝爆香;放入牛肉块翻炒,加适量水,大火炖煮1小时。

3. 刀削面入锅,小火煮熟;出锅前放入盐、鸡精调味后撒上熟白芝麻即可。

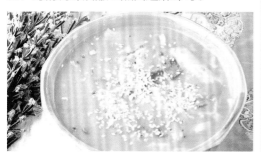

# 芝麻墨鱼沙拉

**材料**

墨鱼1条,白芝麻20克,葱、沙拉酱、香油、酱油、白糖各适量。

**做法**

1. 墨鱼洗净切片,蒸熟;葱洗净,切花。

2. 将沙拉酱、香油、酱油、白糖混合并拌匀,倒入盘中;将墨鱼片摆在盘上。

3. 在墨鱼片上撒上白芝麻、葱花即可。

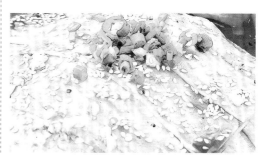

# 大米黑芝麻糊

**材料**

大米80克,黑芝麻20克,白糖适量。

**做法**

1. 大米洗净,浸泡2小时;黑芝麻洗净,控干。

2. 将以上食材倒入豆浆机中,加水至上下水位线之间,按下“米糊”键。

3. 待豆浆机提示米糊煮好后,倒出米糊,按照个人喜好加入适量白糖调味即可。

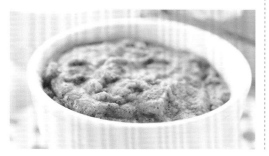

# 枸杞黑芝麻豆浆

**材料**

枸杞子15克,黑芝麻20克,赤豆60克,白糖适量。

**做法**

1. 赤豆洗净,浸泡6~8小时;黑芝麻洗净,沥水控干;枸杞子洗净,用温水泡开。

2. 将以上食材全部倒入豆浆机中,加水至上下水位线之间,按下“豆浆”键。

3. 待豆浆机提示豆浆做好后,倒出过滤,再加入适量白糖,即可饮用。

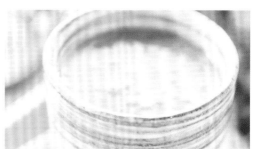

# 附录 五谷杂粮速查速览

## 小麦

**别名** 麦子

**性味** 性凉，味甘

**功效** 具有健肠止痢、缓解便秘的功效。

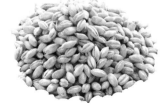

## 大麦

**别名** 牟麦、赤膊麦

**性味** 性凉，味甘

**功效** 具有和胃健脾、宽肠利水、滋益五脏的功效。

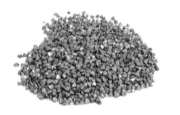

## 荞麦

**别名** 花麦、三角麦

**性味** 性凉，味甘

**功效** 具有健脾消积、下气宽肠的作用，同时具有解毒和敛疮的功效。

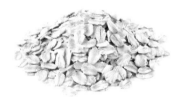

## 燕麦

**别名** 雀麦、野麦

**性味** 性平，味甘

**功效** 具有健胃、润肠、通便、催产的功效。

## 粳米

**别名** 稻米

**性味** 性平，味甘

**功效** 具有补气健脾、除烦渴、止泻痢的功效。

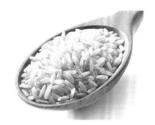

## 籼米

**别名** 长米、仙米

**性味** 性温，味甘

**功效** 具有温中益气、养胃和脾、除湿止泄的功效。

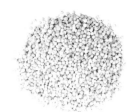

## 小米

**别名** 粟谷、粟米

**性味** 性凉，味甘、咸

**功效** 具有和中益肾、除热、解毒的功效。

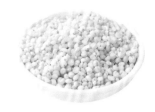

## 高粱

**别名** 蜀黍、木稷

**性味** 性温，味甘、涩

**功效** 具有温脾止泻、化痰安神的功效。

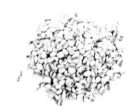

## 薏米

**别名** 薏仁、薏苡仁、苡米

**性味** 性微寒，味甘、淡

**功效** 具有利水渗湿、健脾止泻、除痹、解毒散结、排脓的功效。

## 糯米

**别名** 黏稻、江米

**性味** 性温，味甘

**功效** 具有补中益气、健脾止泻的功效。

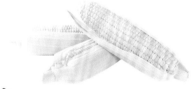

## 玉米

**别名** 苞谷、玉蜀黍

**性味** 性平，味甘

**功效** 具有调中开胃、利尿消肿的功效。

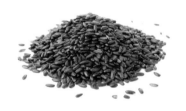

## 紫米

**别名** 紫糯米

**性味** 性温，味甘

**功效** 具有滋阴补肾、补气健脾的功效。

## 糙米

**别名** 活米、发芽米

**性味** 性温，味甘

**功效** 具有补中益气、调和五脏、缓解便秘的功效。

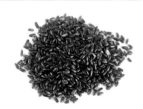

## 黑米

**别名** 药米、长寿米

**性味** 性平，味甘

**功效** 具有滋阴补肾、活血明目的功效。

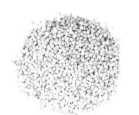

# 黍米

**别名** 糯秫、糜子米

**性味** 性平，味甘

**功效** 具有益气补中、除烦止渴、解毒的功效。

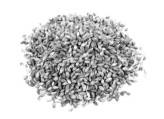

# 青稞

**别名** 青稞麦、油麦

**性味** 性平，味咸

**功效** 具有补中益气的功效。

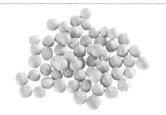

# 黄豆

**别名** 大豆、菽

**性味** 性平，味甘

**功效** 具有健脾利水、宽中导滞、解毒消肿的功效。

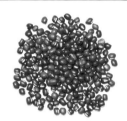

# 赤豆

**别名** 红小豆、赤小豆

**性味** 性平，味甘、酸

**功效** 具有利水消肿、解毒排脓的功效。

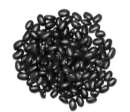

# 黑豆

**别名** 乌豆、马料豆

**性味** 性平，味甘

**功效** 具有活血利水、祛风解毒、健脾益肾的功效。

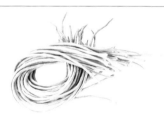

# 豇豆

**别名** 角豆、姜平、带豆

**性味** 性平，味甘

**功效** 具有健脾利湿、补肾涩精的功效。

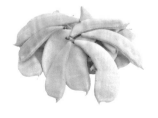

# 扁豆

**别名** 白扁豆、峨眉豆

**性味** 性微温，味甘

**功效** 具有健脾益气、化湿消暑的功效。

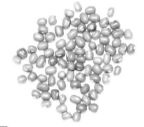

# 绿豆

**别名** 青小豆

**性味** 性凉，味甘

**功效** 具有清热解毒、消暑利水的功效。

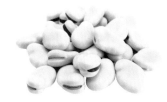

## 蚕豆

**别名** 胡豆、罗汉豆、佛豆、川豆

**性味** 性平，味甘

**功效** 具有利水消肿、健脾益胃的功效。

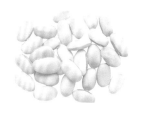

## 刀豆

**别名** 挟剑豆、刀豆子

**性味** 性温，味甘

**功效** 具有温中、下气、止呃的功效。

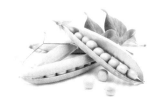

## 豌豆

**别名** 麦豌豆、寒豆

**性味** 性平，味甘

**功效** 具有和中下气、通乳利水、解疮毒的功效。

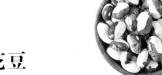

## 花豆

**别名** 肾豆、大赤豆

**性味** 性平，味甘

**功效** 具有强身健体、滋阴壮阳的功效。

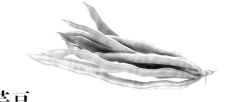

## 芸豆

**别名** 四季豆、架豆

**性味** 性温，味甘

**功效** 具有益肾固元、润肤瘦身的功效。

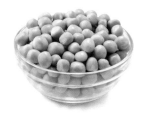

## 青豆

**别名** 青大豆

**性味** 性平，味甘

**功效** 具有健脾宽中、利水消肿的功效。

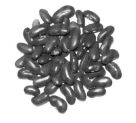

## 红腰豆

**别名** 猪腰豆、大赤豆

**性味** 性温，味甘

**功效** 具有补血益气、增强免疫的功效。

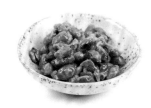

## 纳豆

**别名** 酱豆、豆豉

**性味** 性平，味咸

**功效** 具有养胃和血、延年益寿的功效。

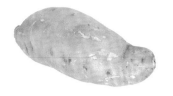

# 红薯

**别名** 甘薯、番薯、山芋

**性味** 性平，味甘

**功效** 具有补中和血、润肠通便、美容养颜的功效。

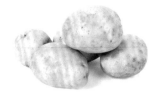

# 马铃薯

**别名** 土豆、洋芋

**性味** 性平，味甘

**功效** 具有和胃健中、润肠通便、解毒消肿的功效。

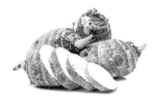

# 芋头

**别名** 青芋、芋艿

**性味** 性平，味甘、辛

**功效** 具有健脾补虚、散结解毒的功效。

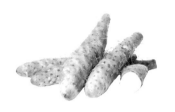

# 山药

**别名** 怀山药 、淮山药

**性味** 性平，味甘

**功效** 具有补脾养胃、生津益肺、补肾涩精的功效。

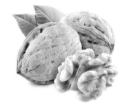

# 核桃仁

**别名** 山核桃、羌桃

**性味** 性温，味甘

**功效** 具有补肾、温肺、润肠的功效。

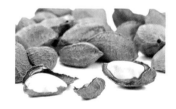

# 鲍鱼果

**别名** 巴西栗、巴西坚果

**性味** 性平，味甘

**功效** 具有补中益气、健脑养血的功效。

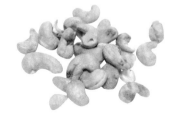

# 腰果

**别名** 鸡腰果、介寿果

**性味** 性平，味甘

**功效** 具有补肾健脾、润肠通便的功效。

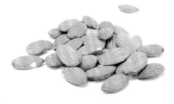

# 杏仁

**别名** 木落子、杏梅仁

**性味** 性微温或平，味苦或甘

**功效** 具有止咳平喘、润肠通便的功效。

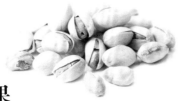

# 开心果

**别名** 必思达、绿仁果

**性味** 性温，味辛

**功效** 具有温肾暖脾、润肠通便的功效。

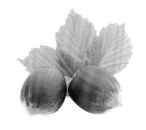

# 榛子

**别名** 山板栗、尖栗

**性味** 性平，味甘

**功效** 具有调中、开胃、明目的功效。

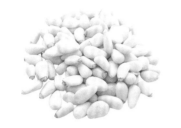

# 松子

**别名** 海松子、新罗松子

**性味** 性温，味甘

**功效** 具有润肺、滑肠的功效。

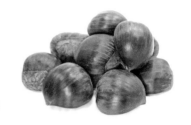

# 栗子

**别名** 板栗、大栗、栗果

**性味** 性温，味甘

**功效** 具有益气健脾、强筋补肾的功效。

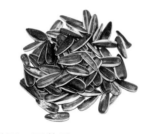

# 葵花子

**别名** 向日葵子、天葵子

**性味** 性平，味甘

**功效** 具有透疹止痢、通气透脓的功效。

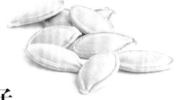

# 南瓜子

**别名** 番瓜子、饭瓜子

**性味** 性平，味甘

**功效** 具有驱虫的功效。

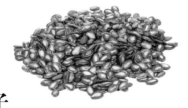

# 西瓜子

**别名** 黑瓜子

**性味** 性平，味甘

**功效** 具有清肺化痰、和中止渴的功效。

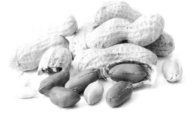

# 花生

**别名** 落花生、落花参

**性味** 性平，味甘

**功效** 具有健脾养胃、润肺化痰的功效。

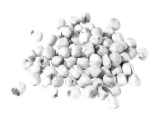

# 莲子

**别名** 莲米、莲蓬子

**性味** 性平，味甘、涩

**功效** 具有补脾止泻、止带、益肾涩精、养心安神的功效。

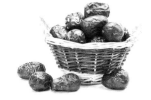

# 红枣

**别名** 山枣子、野枣

**性味** 性温，味甘

**功效** 具有补中益气、养血安神的功效。

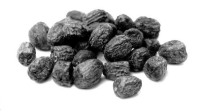

# 黑枣

**别名** 君迁子、软枣

**性味** 性温，味甘

**功效** 具有滋补肝肾、润燥生津的功效。

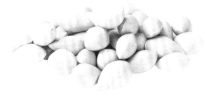

# 白果

**别名** 银杏核

**性味** 性平，味甘、苦、涩

**功效** 具有敛肺定喘、止带缩尿的功效。

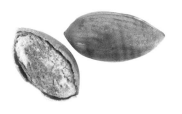

# 榧子

**别名** 玉山果、榧实

**性味** 性平，味甘

**功效** 具有杀虫消积、润肺止咳、润燥通便的功效。

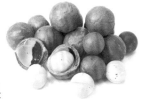

# 夏威夷果

**别名** 昆士兰栗、澳洲胡桃

**性味** 性温，味甘

**功效** 具有健脑益智、补虚强壮、缓解便秘的功效。

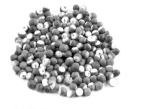

# 芡实

**别名** 鸡头米、刺莲藕

**性味** 性平，味甘、涩

**功效** 具有益肾固精、补脾止泻、除湿止带、补中益气的功效。

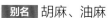

# 芝麻

**别名** 胡麻、油麻

**性味** 性平，味甘

**功效** 具有补精髓、养五脏、通经络、润肌肤、护发美发、润肠通便的功效。